麻醉学问系列丛书

总主审 曾因明 邓小明
总主编 王英伟 王天龙 杨建军 王 锷

麻醉治疗学

主 编 欧阳文 宋兴荣

Anesthesia for Therapeutics

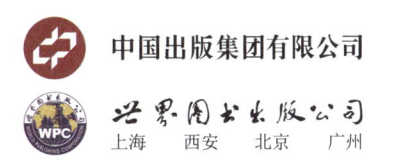

中国出版集团有限公司

世界图书出版公司
上海 西安 北京 广州

图书在版编目(CIP)数据

麻醉治疗学/欧阳文,宋兴荣主编.—上海:上海世界图书出版公司,2024.1(2024.3重印)
(麻醉学问系列丛书/王英伟总主编)
ISBN 978-7-5232-0811-3

Ⅰ.①麻… Ⅱ.①欧… ②宋… Ⅲ.①麻醉学-问题解答 Ⅳ.①R614-44

中国国家版本馆 CIP 数据核字(2023)第175091号

书　　名	麻醉治疗学
	Mazui Zhiliaoxue
主　　编	欧阳文　宋兴荣
责任编辑	陈寅莹
出版发行	上海世界图书出版公司
地　　址	上海市广中路88号9-10楼
邮　　编	200083
网　　址	http://www.wpcsh.com
经　　销	新华书店
印　　刷	杭州锦鸿数码印刷有限公司
开　　本	787mm×1092mm　1/16
印　　张	15
字　　数	270千字
版　　次	2024年1月第1版　2024年3月第2次印刷
书　　号	ISBN 978-7-5232-0811-3/ R·698
定　　价	120.00元

版权所有　翻印必究
如发现印装质量问题,请与印刷厂联系
(质检科电话:0571-88855633)

总主编简介

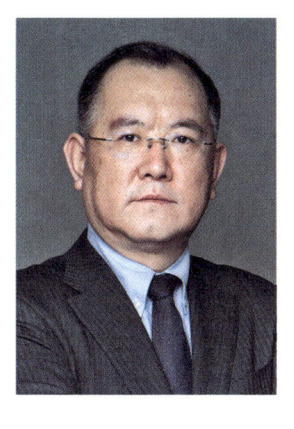

王英伟

复旦大学附属华山医院麻醉科主任，教授，博士研究生导师。

中华医学会麻醉学分会常委兼秘书长，中国医学装备协会麻醉学分会主任委员，中国神经科学学会理事兼麻醉与脑功能分会副主任委员，中国研究型医院学会麻醉学分会副主任委员，中国药理学会麻醉药理分会常务委员。

以通讯作者发表SCI论文60余篇。作为项目负责人获得国家863重点攻关课题、科技部重点专项课题，以及国家自然科学基金7项其中包括重点项目。主编《小儿麻醉学进展》《小儿麻醉学》《临床麻醉学病例解析》《神奇的麻醉世界》《麻醉学》精编速览（全国高等教育五年制临床医学专业教材）、《麻醉学》习题集（全国高等教育五年制临床医学专业教材）等专著。

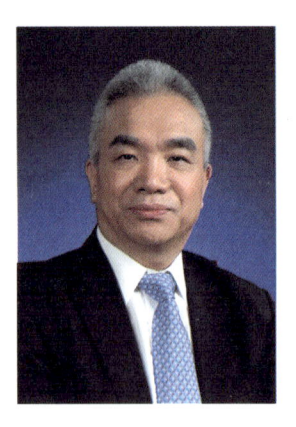

王天龙

首都医科大学宣武医院麻醉手术科主任医师,教授,博士研究生导师。

中华医学会麻醉学分会候任主任委员,中华医学会麻醉学分会老年人麻醉学组组长,国家老年麻醉联盟主席,中国医师协会毕业后教育麻醉专委会副主任委员,北京医学会麻醉学分会主任委员,中国研究型医院麻醉专业委员会副主任委员,欧洲麻醉与重症学会考试委员会委员。

擅长老年麻醉、心血管麻醉和神经外科麻醉,发表SCI论文90余篇,核心期刊论文300余篇。领衔执笔中国老年人麻醉与围术期管理专家共识/指导意见9部。主译《姚氏麻醉学》第8版,《摩根临床麻醉学》第6版中文版;主编国家卫健委专培教材《儿科麻醉学》等。

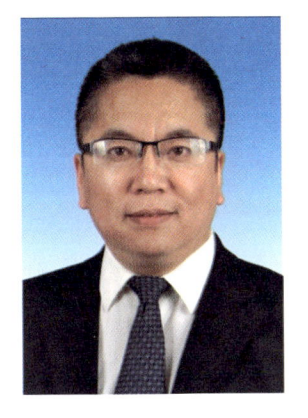

杨建军

郑州大学第一附属医院麻醉与围术期医学部主任，郑州大学神经科学研究院副院长，教授，博士研究生导师。

中国精准医学学会常务理事，中国老年医学学会麻醉学分会副会长，中华医学会麻醉学分会常务委员，中国整形美容协会麻醉与围术期医学分会副会长，中国医疗保健国际交流促进会区域麻醉与疼痛医学分会副主任委员，中国医学装备协会麻醉学分会秘书长，中国中西医结合学会麻醉专业委员会常务委员，中国神经科学学会麻醉与脑功能分会常务委员，中国神经科学学会感觉与运动分会常务委员，教育部高等学校临床医学类专业教学指导委员会麻醉学专业教学指导分委员会委员，河南省医学会麻醉学分会主任委员。

主持国家自然科学基金5项。发表SCI论文280篇，其中30篇IF＞10分。主编《麻醉相关知识导读》《疼痛药物治疗学》，主审《产科输血学》，参编、参译30余部。

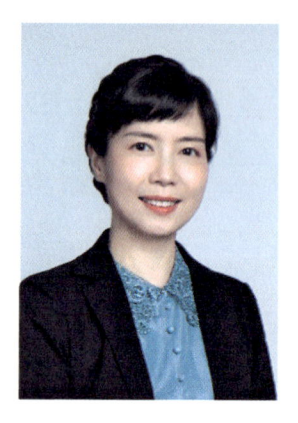

王 锷

一级主任医师，二级教授，博士生导师。

中南大学湘雅医院麻醉手术部主任，湖南省麻醉与围术期医学临床研究中心主任，国家重点研发计划项目首席科学家，中华医学会麻醉学分会常委，中国女医师协会麻醉学专委会副主委，中国睡眠研究会麻醉与镇痛分会副主委，中国心胸血管麻醉学会心血管麻醉分会副主委，中国超声工程协会麻醉专委会副主委，中国医师协会麻醉科医师分会委员，中国医疗器械协会麻醉与围术期医学分会常委，湖南省健康服务业协会麻醉与睡眠健康分会理事长，湖南省麻醉质控中心副主任。《中华麻醉学杂志》《临床麻醉学杂志》常务编委。

分册主编简介

欧阳文

医学博士,一级主任医师,麻醉学教授,博士生导师,中南大学湘雅三医院副院长。中国麻醉医师协会常务委员,中华医学会麻醉学分会委员兼老年麻醉学组组长,中国老年医学会麻醉学分会委员会副会长,中国心胸外科麻醉学会围术期器官保护分会主任委员,湖南省麻醉学分会候任主任委员,中华麻醉学等杂志常务编委。

宋兴荣

主任医师,教授,博士生导师。广州医科大学附属广州市妇女儿童医疗中心麻醉科主任兼日间手术中心主任,广州市高水平临床重点专科学科带头人,现任中华医学会麻醉学分会委员兼小儿学组组长,中国医师协会麻醉学分会第五届委员会常务委员,广东省药学会麻醉专业委员会第一届委员会主任委员,广东省医师协会麻醉科医师分会第四届委员会主任委员,广东省医学会麻醉学分会副主任委员,广东省麻醉医疗质量控制中心专家,"中华麻醉学杂志"编委会编委。近十余年主攻小儿先天性心脏病围术期麻醉处理、胎儿麻醉、重症产科麻醉,麻醉治疗学等,主要研究领域:小儿麻醉及神经保护,麻醉治疗学。获得2项国家自然科学基金面上基金项目,2项省级课题及主持或参与10余项其他项目,其中"长时间丙泊酚和七氟醚全麻对婴幼儿认知发育的影响"获得广州市民生科技攻关计划项目100万元的支持。在 Anesthesiology 等杂志发表 SCI 论文40余篇,在中华系列杂志发表论文25篇,核心杂志发表论文40余篇。参与国际和国内多中心研究6项,主持1项国际多中心研究,主持3项国内多中心研究。

麻醉学问系列丛书

总主审

曾因明　邓小明

总主编

王英伟　王天龙　杨建军　王　锷

总主编秘书

黄燕若

分册主编

麻醉解剖学	张励才	张　野
麻醉生理学	陈向东	张咏梅
麻醉药理学	王　强	郑吉建
麻醉设备学	朱　涛	李金宝
麻醉评估与技术	李　军	张加强
麻醉监测与判断	于泳浩	刘存明
神经外科麻醉	王英伟	
心胸外科麻醉	王　锷	
骨科麻醉	袁红斌	张良成
小儿麻醉	杜　溢	
老年麻醉	王天龙	
妇产科麻醉	张宗泽	
五官科麻醉	李文献	
普外泌尿麻醉	李　洪	
合并症患者麻醉	王东信	赵　璇
围术期并发症诊疗	戚思华	刘学胜
疼痛诊疗学	冯　艺	嵇富海
危重病医学	刘克玄	余剑波
麻醉治疗学	欧阳文	宋兴荣
麻醉学中外发展史	杨建军	杨立群
麻醉学与中医药	苏　帆	崔苏扬

编写人员

主　编

欧阳文（中南大学湘雅三医院）
宋兴荣（广州市妇女儿童医疗中心）

副主编

安建雄（中国医科大学航空总医院）
李斌飞（广东省中山市人民医院）
胡中华（中南大学湘雅三医院）
徐　波（中国人民解放军南部战区总医院）

编　委

腾永杰（湖南中医药大学第一附属医院）
段开明（中南大学湘雅三医院）
夏月峰（上海交通大学附属上海胸科医院）
伍建平（中国医科大学航空总医院）
方七五（中国医科大学航空总医院）
于　歆（中日友好医院）
许爱军（华中科技大学附属同济医院）
张鸿飞（南方医科大学附属珠江医院）
周　俊（南方医科大学附属第三医院）
刘友坦（南方医科大学附属深圳医院）
陶　涛（广东省湛江市人民医院）
赵天云（广州市妇女儿童医疗中心）

参编人员

赖露颖　邱佳敏　张文奇　李胜超　马永圆
廖小卒　温君琳　古　晨　叶邦新　梁　椒
赵媛媛　陈　梦

主编秘书

胡中华（中南大学湘雅三医院）
陈柳妹（广州市妇女儿童医疗中心）

总　序

我投身麻醉学专业60余年，作为中国麻醉学科从起步、发展到壮大的见证者与奋斗者，欣喜地看到70余年来，特别是近40年来，我国麻醉学专业持续不断的长足进步。新理论、新观念、新技术、新设备、新药品不断涌现，麻醉学科工作领域不断拓展，人才队伍的学历结构和整体实力不断提升，我国麻醉学事业取得了历史性成就。更令人欣慰的是，我国麻醉学领域内的后辈新秀们正在继承创新，奋斗于二级临床学科的建设，致力于学科的升级与转型，为把我国的麻醉学事业推至新的更高的平台而不懈努力。

麻醉学科的可持续发展，人才是关键，教育是根本。时代需要大量优秀的麻醉学专业人才，优秀人才的培养离不开教育，而系列的专业知识载体是教育之本。"智能之士，不学不成，不问不知"。"学"与"问"是知识增长过程中两个相辅相成、反复升华、不可缺一的重要层面。我从事麻醉学教育事业逾半个世纪，对此深有体会。

欣悉由王英伟、王天龙、杨建军、王锷教授为总主编，荟集国内近百位著名中青年麻醉学专家为主编、副主编及编委的麻醉学问丛书，历经凝心聚力的撰著终于问世。本丛书将麻醉教学中的"学"与"问"整理成册是别具一格的，且集普及与提高为一体，填补了我国麻醉学专著中的空白。此丛书由21部分册组成，涉及麻醉解剖、麻醉生理、麻醉药理和临床麻醉学各专科麻醉，以及麻醉监测、治疗等领域，涵盖了麻醉学相关的基础理论及临床实践技能等丰富内容，以问与答的形式为广大麻醉从业者开阔思路、答疑解惑。这一丛书以临床工作中常见问题为切入点,编撰时讲究文字洗练,简明扼要,便于读者记忆和掌握相关知识点,减少思维冗杂与认知负荷。

值此丛书出版之际,我对总主编、主编和编委,以及所有为本丛书问世而辛勤付出的工作人员表示衷心的感谢!感谢你们为了麻醉学事业的发展、为了麻醉学教育的进步、为了麻醉学人才的培养所做出的不懈努力!"少年辛苦终身事,莫向光阴惰寸功",希望有更多出类拔萃、志存高远的后辈们选择麻醉学专业作为自己奋斗终生的事业,勤勉笃行、深耕不辍!而此丛书无疑是麻醉学领域传道授业解惑的经典工具书,若通读博览,必开卷有益!

(丛书总主审:曾因明)

徐州医科大学麻醉学院名誉院长、终身教授

中华医学教育终身成就专家获得者

2022 年 11 月 24 日

前　言

麻醉治疗学是指通过运用麻醉药物、方法和技术来治疗急、慢性难治性疾病的一门新兴麻醉亚专科。广义的麻醉治疗学包括心肺复苏、急危重症患者的抢救以及麻醉过程中维护生命体征平稳和内环境正常。狭义的麻醉治疗学是指通过麻醉学科的理论指导、应用麻醉学科独有的药物、器械、设备和技术，由麻醉科医师操作的各种治疗手段，直接治疗患者原发的、其他专科难以治愈的难治性疾病，以达到治愈或长期稳定的目的。麻醉治疗已逐步应用于临床并取得了较好的疗效，麻醉治疗学的快速发展是可以预期的，这项工作是发挥麻醉技术治疗原发性顽固性疑难病症的一条创新之路。

由于麻醉治疗学相关工作目前还处在起步阶段，其理论体系不够完善，相关标准的建立以及技术规范化等没有经验可借鉴，有志于开展相关工作的医务工作者并无专业方面的书籍可供参考。因此，我们组织了国内从事麻醉治疗学相关工作的麻醉专家，结合国内外最新的学术研究结果，经过筛选、归类分析，结合麻醉学基本理论汇集成册，许多内容还需要在今后的麻醉治疗实践中不断验证、不断完善、不断丰富和发展。

本书作为麻醉学问系列丛书之一，分为19章，详细介绍怎样使用麻醉相关技术或药物缓解甚至治愈患者疾病的一些方法和技术。本书以疾病为章节进行阐述，主要包括呼吸系统疾病、腹部疾病、妇产科疾病、精神类疾病、四肢与脊柱疾病、睡眠障碍、呃逆、喉上神经痛、小儿多动症、脑性瘫痪、小儿肠套叠等。主要以麻醉药物、麻醉技术方法为主，辅助部分中医药技术方法进行综合治疗。

本书只是抛砖引玉,希望能够丰富麻醉学科的内涵,为"健康中国战略"做出麻醉学科应有的贡献。书中涉及药物应用,应在医生指导下使用。

尽管本书倾注了所有编者的辛勤劳动,但不足之处在所难免,反复修改仍难保完美。书中如有欠妥之处,敬请读者见谅并不吝指正。

欧阳文　宋兴荣

目 录

第一章 睡眠障碍 … 1
- 第一节 睡眠基础知识 … 1
- 第二节 失眠的表现与诊断 … 3
- 第三节 失眠的常规治疗 … 4
- 第四节 失眠的麻醉治疗 … 5
- 第五节 多模式治疗失眠 … 7

第二章 顽固性呃逆 … 9

第三章 喉上神经痛 … 14

第四章 脉管炎的麻醉治疗 … 20

第五章 星状神经节阻滞 … 27

第六章 呼吸系统疾病的麻醉治疗 … 36
- 第一节 麻醉治疗在重度哮喘中的应用 … 36
- 第二节 麻醉治疗在急性肺水肿中的应用 … 39
- 第三节 麻醉治疗学在急性呼吸窘迫综合征（ARDS）中的应用 … 41
- 第四节 麻醉治疗在睡眠呼吸暂停低通气综合征中的应用 … 44
- 第五节 麻醉治疗在间质性肺疾病中的应用 … 47

第七章　腹部疾病麻醉治疗 ······ 50

第一节　麻醉治疗在慢性腹壁痛中的应用 ······ 50
第二节　麻醉治疗在慢性盆腔炎中的应用 ······ 53
第三节　麻醉治疗在慢性功能性便秘中的应用 ······ 54
第四节　麻醉治疗在非创伤性急腹症中的应用 ······ 57
第五节　麻醉治疗在术后肠麻痹中的应用 ······ 59
第六节　麻醉治疗在自主神经功能紊乱中的应用 ······ 62
第七节　麻醉治疗在儿童功能性腹痛中的应用 ······ 67

第八章　产后抑郁 ······ 71

第一节　产后抑郁的概述和影响因素 ······ 71
第二节　产后抑郁的防控 ······ 75

第九章　安宁治疗 ······ 83

第一节　安宁疗护与现代麻醉学 ······ 83
第二节　疼痛症状控制 ······ 87
第三节　呼吸症状控制 ······ 99
第四节　终末疾病患者的镇静治疗 ······ 106

第十章　精神分裂症谱系及其他精神病性障碍 ······ 113

第十一章　孤独症谱系障碍 ······ 126

第十二章　小儿多动症 ······ 137

第十三章　脑性瘫痪 ······ 153

第十四章　小儿肠套叠 ······ 158

第一节　小儿肠套叠的诊断以及病理生理 ······ 158
第二节　小儿肠套叠的治疗 ······ 160

第十五章　体外膜肺氧合治疗心肺功能衰竭状态患者 163
第一节　体外膜肺氧合概况 163
第二节　体外膜肺氧合适应证、禁忌证 164
第三节　体外膜肺氧合的并发症管理 165
第四节　体外膜肺氧合在循环支持中的应用 171
第五节　体外膜肺氧合在呼吸支持中的应用 176

第十六章　四肢与脊柱疾病 182
第一节　肩关节周围炎 182
第二节　肱骨外上髁炎 184
第三节　腕管综合征 185
第四节　坐骨神经痛 187
第五节　骨性关节炎 188
第六节　类风湿关节炎 190
第七节　颈椎病 191
第八节　腰椎间盘突出症 193

第十七章　妇产科麻醉治疗 197
第一节　剖宫产术后疼痛 197
第二节　痛经 200

第十八章　药物依赖与戒断 204
第一节　基本概念 204
第二节　药物依赖性 206
第三节　药物依赖的细胞和分子机制 209
第四节　药物依赖的治疗原则 210
第五节　阿片类药物依赖性患者的麻醉处理 211
第六节　麻醉辅助脱毒治疗 212

第十九章　麻醉治疗在银屑病中的应用 216

第一章

睡 眠 障 碍

第一节 睡眠基础知识

1. 如何理解睡眠的生理功能？

睡眠时分解代谢处于低水平、合成代谢增强，有助于能量的储存。深睡眠的时候，脑脊液的流动性增强，能够清除脑内更多的代谢产物。细胞因子，例如白介素-1(IL-1)、肿瘤坏死因子(TNF)等，分泌的峰值常处于慢波睡眠期，睡眠剥夺后吞噬细胞与淋巴细胞的功能减低。慢波睡眠是影响生长激素分泌的主要时期，同时快动眼睡眠也有助于神经系统的发育。此外睡眠对学习与记忆有加强与巩固作用。

2. 睡眠如何分期？

按照脑电波的频率与波幅、眼球运动等将睡眠分为非快动眼睡眠(NREM)与快动眼睡眠(REM)。正常人从清醒到入睡，随着睡眠的加深，脑电波的频率逐渐下降，波幅逐渐增加，NREM 期逐步从 Ⅰ 期向 Ⅲ 期变化。NREM Ⅲ 期后再进入 REM 期，REM 期脑电波的频率与波幅与清醒类似，但是睡眠更深，肌张力更低。婴幼儿的脑电图与成人不同，因此儿童的睡眠分期在成人的基础上增加非快速眼球运动期 N 期。

3. 什么是多导睡眠图监测？

将脑电图、心电图、肌电图(多监测下肢肌电图)、血氧饱和度、呼吸频率与呼吸动作等，还有呼吸气流、鼾声等指标集中监测获得的监测数据称为多导睡眠图

(polysleepgraph，PSG)监测。通过 PSG 监测判断睡眠情况，如睡眠时长、深睡时长、睡眠效率等。此外还可以判断一些引起睡眠质量不好的原因，例如，周期性腿动、不宁腿综合征、睡眠呼吸障碍等。

4. 失眠的危害有哪些？

短期失眠导致患者警惕性降低、注意力缺失、记忆受损、情绪处理受损等。长期失眠还会诱发躯体疾病，如高血压、冠心病等；导致精神心理疾病，如注意力不集中、记忆减退、认知障碍、焦虑，甚至抑郁等；此外还导致身体免疫力下降、影响儿童的生长发育。

5. 失眠的国内流行情况是怎样的？

2016 年国内调查报道的结果表明：有失眠症状者占 46.58%，疑似失眠症者达 15.02%，4.79% 的人群需要长期服用安眠药才能入睡。老年患者失眠的患病率高于中青年人，65 岁以上老人失眠罹患率约 40%；女性失眠的发病率高于男性，为同龄男性的 1.5～2 倍。

6. 失眠的国外流行情况是怎样的？

2002 年一项包含 10 余个国家有关失眠的国际调查表明，在过去的一个月里面 31.6% 的被调查者报告失眠，17.5% 的被调查者报告属于"域下失眠"(subthreshold insomnia)，严重失眠患者的发生率为 11.6%。2012 年 14 个国家 15 个地区有睡眠障碍的人群占 27%。

7. 睡眠时间长短有固定的要求吗？

睡眠时长没有固定的要求，个体差异较大。多数人每天需要睡眠 7～8 小时，极少数健康人（约 1%）每天睡 5 小时也感觉良好。一般而言睡眠最少不能少于 4 小时。由于失眠属于主观症状，与客观检查获得数据有一定的差异，不能够完全按照客观检查的结果判断。患者的主观感觉，特别是晨起后的主观感受也是很重要的指标。简单说，第二天起床后神清气爽、精力充沛、面色红润、容光焕发等表明睡眠质量高、睡眠充足。

8. 什么是睡眠剥夺？

睡眠剥夺(sleep deprivation，SD)是指人为导致睡眠减少的状态，其可引起包括认知功能受损在内的一系列身心和行为异常。随着社会生活的丰富以及生活压力的增大及电子设备的普及,SD 逐渐成为现代社会中的常见问题,其对个体的影响不容小觑。

第二节　失眠的表现与诊断

9. 引起失眠的常见原因有哪些?

常见原因有:① 社会心理因素:学习工作中不愉快事件造成焦虑、抑郁等;② 睡眠环境的变化:太热、太冷、强光照射、噪声、睡眠环境改变等;③ 生理因素:睡前饥饿或饱食、过度疲劳等;④ 药物与食物的影响:酒精、咖啡、浓茶等;或者药物的不良反应也会导致失眠;⑤ 睡眠节律的变化:白班与夜班交替太频繁、跨时区旅行等;⑥ 疾病的影响:甲亢、急慢性疼痛性病等;⑦ 生活行为因素:白天睡眠太多、睡前剧烈运动等;⑧ 性格特点。

10. 失眠的诊断方法有哪些?

诊断失眠主要靠患者的主观陈诉与多导睡眠监测。同时可能还需要一些检验、检查结果进行诊断与鉴别诊断。例如不宁腿综合征需要进行血液学检查,了解体内是否缺铁;磁共振检查了解有没有脊柱的相关疾病等。

11. 失眠的客观诊断指标有哪些?

① 多导睡眠图是失眠的诊断中最常用、最经典的监测指标;② 多次睡眠潜伏实验;③ 体动记录仪,作为睡眠监测的重要辅助手段,间接反映睡眠与觉醒状态。也可作为无多导睡眠图条件下的替代手段监测睡眠情况。

12. 失眠的主观诊断指标有哪些?

失眠的主观评价包括自评与他评。自评有睡眠日记、自评量表等指标。他评主要依赖一些睡眠量表进行评估。

13. 失眠的常用问卷量表有哪些?

常用的失眠量表:① 匹兹堡睡眠指数(PQSI);② 失眠严重程度指数评估失眠的严重程度;③ 疲劳严重程度量表、生活质量问卷 SF-36 评估日间功能与生活质量；④ Epworth 睡眠量表评估日间思睡；⑤ 汉密尔顿焦虑量表与抑郁量表评估焦虑与抑郁情绪等；⑥ 睡眠信念和态度问卷等评估睡眠相关的特质，艾克森个性问卷等评估性格特征。

第三节　失眠的常规治疗

14. 失眠治疗的目的是什么？

失眠治疗的目的主要是改善睡眠质量、增加睡眠时间；使总睡眠时间＞6小时，睡眠效率＞80%；形成睡眠与床的依恋关系；改善睡眠障碍的心理问题；改善睡眠不足导致的日间工作学习能力下降。

15. 治疗失眠常用的苯二氮䓬类药物有哪些？

苯二氮䓬类药物产生镇静催眠、抗焦虑作用。常见不良反应有思睡、头晕、头痛、共济失调、逆行性遗忘等。如果连续使用几周后突然停用还可能出现反跳性失眠。孕妇、哺乳期妇女、阻塞性呼吸睡眠暂停以及有严重通气功能障碍的患者禁用。目前已经不推荐苯二氮䓬类药物作为一线催眠药物。常用的苯二氮䓬类药物有艾司唑仑、咪达唑仑等。艾司唑仑常用于治疗睡眠起始困难和维持困难的患者，但半衰期长达 10~24 小时。

16. 治疗失眠的常用非苯二氮䓬类镇静药物有哪些？

此类药物也作用于苯二氮䓬类受体产生镇静催眠作用，主要的不良反应有：药物成瘾与依赖、头痛、突然停药可能有反跳性失眠、老年人跌倒风险增加等。常用药物有唑吡坦与右佐匹克隆。唑吡坦的代谢性别差异比较明显，美国的食品和药品管理局（FDA）推荐男性睡前 10 mg、女性 5 mg 口服。右佐匹克隆半衰期比较适中（6 小时），可用于入睡困难与维持困难的患者，不仅改善客观睡眠指标，还可改善失眠患者的日间工作能力下降。

17. 褪黑素类药物如何用于治疗失眠？

普通褪黑素没有获得美国的食品和药品管理局（FDA）的批准用于失眠的治疗。褪黑素缓释剂适用于 55 岁以上的失眠患者。雷美替安（ramelteon）具有内源性褪黑素特征，激动褪黑素受体 1、褪黑素受体 2。其适应证是治疗起始困难的失眠,但对睡眠维持的效果不一致,对早醒可能无效。雷美替安睡前 30 分钟口服 8 mg。

18. 失眠药物治疗的原则是什么？

原则上使用最低有效剂量、间断给药(每周 2～4 次)、短期服用(常规用药不超过 3～4 周)、缓慢减药和逐渐停药(每天减原药的 25%)。

第四节　失眠的麻醉治疗

19. 什么是睡眠滴定？

在监护室缓慢给予小量治疗失眠的药物,逐步增加剂量观察患者对药物的反应的给药方法称为睡眠滴定,一般通过静脉途径给药。对顽固性失眠的患者利用催眠镇静药物进行测试,了解患者对药物的耐受程度、不良反应,确定用量与使用方法等。此外还通过滴定了解影响患者睡眠的疾病,例如阻塞性睡眠呼吸暂停综合征、不宁腿综合征等。

20. 如何进行睡眠滴定？

按麻醉前准备的原则,禁食 6～8 小时、禁饮 2 小时,准备麻醉机、监护仪、多导睡眠监测仪等,观察患者在滴定过程中的呼吸、循环、镇静深度等生命体征,记录滴定过程中的不良反应等。滴定环境要求安静,受外界干扰小。右美托咪定诱导的是一种接近生理样的睡眠而常用于睡眠滴定,将右美托咪定 200 μg 用生理盐水稀释到 50 mL,泵注速度 60 mL/h。进入非快动眼睡眠(NREM)3 期睡眠或者剂量达到 1 μg/kg 后停药。

21. 睡眠滴定能够发现哪些影响睡眠的疾病？

阻塞性睡眠呼吸暂停综合征(OSAS)、不宁腿综合征(RLS)、周期性体动等疾病可以通过睡眠滴定发现。传统 OSAS 的诊断一般需要整晚进行睡眠监测,耗时较长,但是睡眠滴定能够比较快速地发现隐匿的 OSAS。RLS 由于缺乏较多的客观证据,目前该疾病漏诊率极高,睡眠滴定后 RLS 的患者很快速表现出不宁腿的症状有助于诊断。

22. 不宁腿综合征(RLS)的主要临床表现是什么？

不宁腿综合征(RLS)是一种神经系统感知障碍导致的疾病。主要临床表现为下肢出现不能忍受的不适感，需要或强迫性活动下肢以缓解症状，多发生在患者入睡后，清醒后一般没有异常表现。由于对 RLS 诊断迄今未建立一个"金标准"，漏诊率高和确诊率低一直延续至今。

23. 如何诊断不宁腿综合征(RLS)的患者？

传统诊断 RLS 标准的核心内容是：患者入睡后出现下肢难以忍受的不适感，伴有活动下肢的强烈愿望。由于传统的诊断方法依赖患者的主诉，漏诊率极高。麻醉学方法与技术在该疾病的诊断中具有优势，右美托咪定睡眠滴定时如果患者出现下肢难受不适并且伴有强烈的活动下肢的愿望时，可诊断为 RLS。睡眠滴定诊断 RLS 具有时间短、准确率高等优点。

24. 不宁腿综合征(RLS)对患者有哪些影响？

RLS 对睡眠的影响主要是患者入睡困难、深睡眠欠缺等。患者由于长期经历的睡眠剥夺，患者常合并高血压、糖尿病、肥胖等，甚至还会导致焦虑、抑郁等精神疾病。

25. 不宁腿综合征(RLS)的常规治疗方法有哪些？

药物是 RLS 的常规治疗方法。常用药物有多巴胺受体激动剂、$\alpha_2\delta$ 钙通道配体、阿片受体激动剂以及铁剂等药物。普拉克索是最常用的多巴胺受体激动剂。$\alpha_2\delta$ 钙通道配体有加巴喷丁、普瑞巴林等。阿片受体激动剂有曲马多与美沙酮等，但可能导致成瘾而受到限制。其他方面，对于缺铁患者补充铁剂是必要的。

26. 麻醉介入下治疗顽固性不宁腿综合征(RLS)的方法有哪些？

RLS 的患者在治疗过程中，常出现药物治疗效果减弱或者失效的现象。多巴胺受体激动剂导致部分患者出现容易冲动、难以控制自己行为的不良反应。因此有时需要换用其他治疗方案，鞘内吗啡泵是麻醉介入治疗 RLS 的有效方法之一。鞘内吗啡泵是通过蛛网膜下隙穿刺置入导管，导管通过皮下隧道与埋藏在腹部皮下的泵连接，通过程序控制向蛛网膜下隙给药。药物有吗啡、氢吗啡酮、芬太尼、舒芬太尼等，不同药物可以轮换使用。

27. 星状神经节阻滞(SGB)治疗失眠的机制是什么？

星状神经节发出的交感神经纤维支配上肢、头面部。阻滞星状神经节可以调节自主神经功能，降低交感神经兴奋性，脑血流增加，调节神经内分泌功能，调节下丘脑—垂体—肾上腺轴的功能，改善失眠患者的睡眠。创伤后应激障碍的患者出现难以控制的焦虑失眠，药物治疗效果较差。星状神经节阻滞同样能够改善此类患者的焦虑失眠症状，改善睡眠质量。

第五节 多模式治疗失眠

28. 什么是失眠的多模式睡眠治疗？

生理、心理的各种原因导致失眠障碍，单一的药物治疗失眠难以达到较好的治疗效果。多模式睡眠治疗是针对失眠的原因，通过不同作用机制与不同作用途径的药物治疗顽固性失眠。例如，针对抑郁的失眠使用氯胺酮或者改良电休克，针对焦虑的失眠使用右美托咪定，有不宁腿综合征的患者使用普拉克索或者加巴喷丁，阻塞性呼吸睡眠暂停综合征导致的失眠障碍使用无创呼吸机等。此外还配合使用认知行为疗法、体育锻炼等。

29. 什么是失眠的认知行为疗法？

认知行为疗法是通过患者与医生的逐次访谈，以及睡眠卫生教育、刺激控制、睡眠限制、松弛疗法等达到增加睡眠，改善白天困倦、工作能力低下的方法。睡眠卫生教育培养患者良好的睡眠习惯。刺激控制不让患者在床上做与睡眠无关的事情，限制清醒时躺在床上的时间，避免床与失眠之间恶性循环的形成。睡眠限制要求患者白天不打盹，甚至不午睡，以免干扰自然的睡眠觉醒节律。放松训练就是通过心理训练缓解焦虑情绪。

30. 什么是失眠的自控睡眠治疗？

与术后自控镇痛类似，利用起效迅速的药物、配合电子设备，按需给药达到自己控制自己睡眠的目的。患者通过自控设备想睡就睡后能够缓解患者对失眠的焦虑与恐惧，增加患者对治疗失眠的信心。

31. 多模式治疗睡眠如何实施？

第一，完成入院检查，了解各脏器的功能状况，评估患者的心理状况，睡眠问卷调查了解患者的睡眠情况。第二，通过多学科会诊，确诊并明确病因。第三，进行药物的睡眠滴定（右美托咪定为主），评估患者对药物的耐受情况，及发现新的引起睡眠障碍的疾病，例如RLS。第四，采用个体化多模式睡眠治疗。

32. 经颅直流电刺激、重复经颅磁刺激（rTMS）治疗失眠如何实施？

经颅骨直流电刺激特定部位（常用额叶皮质与M1区）后能够改善睡眠，但是最佳电流强度及刺激时间尚未明确，治疗睡眠障碍时电流强度通常设置为1.5～2.0毫安，持续刺激时间不超过30分钟，每周刺激5天，连续刺激1～4周。rTMS是利用磁场无衰减通过颅骨，改变皮质神经元的动作电位，用来治疗神经和精神疾病的方法。失眠是rTMS治疗的最常见疾病之一。

（方七五　安建雄）

参考文献

［1］赵忠新.中国成人失眠诊断与治疗指南［J］.中华神经科杂志，2012，45：534-540.

［2］An JX, Williams JP, Fang QW, et al. Feasibility of Patient-Controlled Sleep with Dexmedetomidine in Treating Chronic Intractable Insomnia. Nature and Science of Sleep 2020，12：1033-1042.

［3］安建雄，张建峰，赵倩男，等.多模式睡眠：慢性失眠的创新疗法［J］.中华麻醉学杂志，2020，40(05)：520-523.

［4］方七五，钱晓焱，郑鑫，等.右美托咪定滴定判断不宁腿综合征的准确性［J］.中华麻醉学杂志，2021，41(7)：861-864.

［5］Ramaswamy SM, Weerink MAS, Struys M, et al. Dexmedetomidine-induced deep sedation mimics non-rapid eye movement stage 3 sleep: large-scale validation using machine learning［J］. Sleep, 2021，44(2)：1-11.

第二章

顽固性呃逆

1. 什么是呃逆？什么是顽固性呃逆？

呃逆是由膈肌、肋间肌不自主痉挛引起、并伴吸气期声门关闭和短促响声的一组症状。呃逆持续存在48小时以上不缓解者，为持续性呃逆，持续存在1个月以上不缓解者，为顽固性呃逆。

2. 呃逆的神经传导通路是怎样的？

呃逆是一种神经反射，其反射弧范围很广。其神经传导包括三部分：传入神经（迷走神经、交感神经、胸神经）、反射中枢（上颈髓 $C_3\sim C_5$ 节段、延髓呼吸中枢、下丘脑等）以及传出神经（膈神经）。从大脑到内脏及肌肉，任何一个部位的异常，都可能刺激相应神经，产生呃逆。

3. 顽固性呃逆病因分析为何复杂？

一方面，导致呃逆症状的疾病原因很多。另一方面，呃逆的神经传导路径较长，神经反射中任何一个节点的异常，都可能导致呃逆。这两方面的原因导致临床对呃逆的病因分析及治疗方案都比较棘手。

4. 导致呃逆最常见的功能性病变有哪些？

功能性病变包括进食、饮水过急或短时吞咽动作过频导致的呃逆，以及焦虑、抑郁导致神经系统异常紧张，容易激惹导致的呃逆。一般来说，功能性病变导致的呃逆往往持续时间较短，多能自行缓解，或通过屏气、深呼吸、饮热水、分散注意力等方式能缓解呃逆。

5. 导致呃逆最常见的器质性病变有哪些？

器质性病变主要包括消化系统及中枢神经系统的疾病。与呃逆有关的消化系统疾病主要有胃肠道病变、反流性食管炎、食管裂孔疝等。研究显示，有 25% 食管肿瘤患者发生过至少 1 次持续性呃逆。中枢神经系统疾病中，脑血管病、脑损伤及颅内肿瘤较为常见。需要注意的是，严重的颅内病变极少仅有呃逆一项症状。其他可导致呃逆的病变有：心血管病变，如心肌缺血、心包炎；鼻、咽喉病变；尿毒症；糖尿病；电解质紊乱导致的神经功能紊乱等。

6. 呃逆需要进行哪些检查？

呃逆的病史采集是最重要的，同时要对咽喉、胃肠、胸、腹部等进行检查，以排查有无相关部位的病变。需行神经系统检查判断有无神经系统病变。此外，对现病史及既往史综合分析。常见的实验室检查包括血、大小便常规、生化检查、肿瘤标记物检查。影像学检查包括胸腹部 X 线、CT、B 超、头颅 MRI 等。其他检查还有胃肠镜及喉镜检查，可通过在镜下直接观察了解局部的情况，必要时可在镜下取部分组织，进行组织活检，以明确相关诊断。

7. 顽固性呃逆的药物治疗有哪些？

传统的呃逆治疗方法是用抗精神类药物（如氟哌啶醇）、大脑中枢抑制性药物（如氯丙嗪、巴氯芬等）来抑制呃逆的神经反射，但部分呃逆患者对这种传统治疗无效。

8. 顽固性呃逆的麻醉治疗方法有哪些？

膈神经阻滞、颈椎椎旁神经阻滞（$C_3 \sim C_5$）、全麻下膈肌松弛、膈神经调节治疗对部分呃逆患者有效。

9. 膈神经解剖是怎样的？

膈神经是混合神经，其运动纤维支配膈肌，感觉纤维分布于胸、脑、心包和膈下中央腹膜。其主要发自 C_4 神经前支，也接受 C_3 和 C_5 的小分支，先位于前斜角肌上端外缘下行。再沿其前面降至内侧，然后于锁骨下动脉、静脉之间出颈部进入胸腔。

10. 膈神经阻滞如何实施？

患者去枕仰卧，头转向健侧。体表定位：嘱患者抬头，显露胸锁乳突肌后缘。确定胸锁乳突肌后缘与前斜角肌间隙，此间隙的锁骨上 2.5～3 cm 为穿刺点。常规消毒、局麻后，左手拇指、示指捏起胸锁乳突肌，右手持针沿胸锁乳突肌和前斜角肌间沟穿刺 2.5～3 cm，感觉到针尖刺破浅筋膜并出现注气阻力消失，停止进针。回吸无血、无气和脑脊液，注射 1% 利多卡因 8～10 mL。

11. 膈神经阻滞有哪些并发症？

注射后密切观察患者呼吸变化，因膈神经阻滞后可能出现一侧呼吸动度减弱，肺功能不良的患者应禁忌此操作。严禁同时双侧膈神经阻滞，若同时阻滞喉返神经后会出现声音嘶哑，若同时阻滞颈交感神经节可出现霍纳征。穿刺过深可能损伤气管或食管，偏下可能会误进胸腔造成气胸。此外，应注意避免将药物注入血管发生局麻药中毒。

12. 颈椎椎旁阻滞治疗呃逆如何实施？

可选择行单侧 C_3～C_5 椎旁阻滞。方法如下：患者去枕仰卧，头转向健侧，确定 C_3～C_5 横突后结节。常规消毒后，左手示指按压相应横突后结节，右手持针垂直进针直至触及横突后结节，略退针，回吸无血、无气和脑脊液，每部位注射 0.5% 利多卡因 2 mL。

13. 颈椎椎旁阻滞治疗呃逆要注意什么？

注意进针避免过深，如进针后迟迟未相应横突后结节，应退针后重新定位后再进针。一定要回吸无血、无脑脊液后再给药，如药物误入椎动脉，可导致药物迅速到达脑干导致惊厥、意识丧失等局麻药中毒症状。如药物误入蛛网膜下隙，可导致心血管抑制、肢体麻木、呼吸无力等全脊麻症状。

14. 超声下膈神经走行是怎样的？

膈神经主要来自 C_4 神经，其神经纤维细小，高频探头前斜角肌表面颈部轴位扫描，可见膈神经在前斜角肌深层自内向外走行后，绕过前斜角肌外侧，走行至前斜角肌表面，并行至颈总动脉和前斜角肌之间的沟内。故可扫描前斜角肌轴位图像，在其表面行膈神经阻滞。

15. 超声引导下膈神经阻滞如何实施？

患者平卧位，头偏向对侧，高频探头前斜角肌表面颈部轴位扫描，由外向内平面内技术穿刺至前斜角肌表面膈神经轴位，给予1%利多卡因3~5 mL，可行膈神经阻滞，一般不实施双侧膈神经阻滞。实施阻滞后要注意观察呼吸功能变化，如有呼吸功能受限，应持续监护生命体征，适当吸氧。

16. 超声引导下颈椎椎旁阻滞如何实施？

患者平卧位，头偏向对侧，高频探头进行颈椎椎旁阻滞。首先横轴扫描颈部，定位颈动脉。然后探头向外侧滑动到胸锁乳头肌位置。再上下滑动探头，定位到横突前后结节。根据各节段横突前后结节形状，定位各节段水平。横突前后结节间，行颈椎椎旁阻滞。

17. 肌肉松弛药对顽固性呃逆有效吗？

麻醉技术中使用的肌松药顺式阿曲库铵能快速中止膈肌及肋间肌痉挛，消除其神经传导通路的异常兴奋，从而可以终止呃逆的发作。需要注意的是，患者全麻状态下，需给予辅助通气并全程医护团队密切监护。

18. 肌松药静脉给药治疗顽固性呃逆可行吗？

可行，已有病例报道。患者男，37岁，既往体健，顽固性呃逆3个月。行心电监护，静脉给予异丙酚及顺式阿曲库铵约2分钟后，患者呃逆消失，待肌松起效完全后，给予喉罩置入并机械通气。异丙酚及瑞芬太尼持续静脉泵入，待患者肌力及意识逐渐恢复后拔除喉罩。第一次治疗后，患者呃逆完全消失。2周后，患者进食过饱，出现呃逆复发，但程度明显减轻。再次行同样治疗，患者呃逆消失，持续回访半年，呃逆未复发。

19. 无抽搐电休克疗法可用于呃逆治疗吗？

对于功能性病变导致的呃逆，如常规治疗无效，可考虑全麻下无抽搐电休克疗法治疗呃逆。其机制是通过无抽搐电休克治疗，改善患者的焦虑、抑郁状态，从而缓解神经异常紧张，达到缓解呃逆的作用。

20. 调节神经治疗可用于呃逆治疗吗？

调节神经治疗也可用于顽固性呃逆的治疗，利多卡因静脉滴注可以调节自主神经系统,加巴喷丁、普瑞巴林可以调节神经的异常电活动。经皮神经电刺激也可调节神经功能紊乱。

(伍建平　安建雄)

参考文献

[1] Friedman NL. Hiccups: a treatment review. Pharmacotherapy, 1996, 16(6): 986-995 [PMID: 8947969]
[2] Rousseau P. Hiccups. South Med J, 1995, 88(2): 175-181 [PMID: 7839159]
[3] Kumar A. Gag reflex for arrest of hiccups. Med Hypotheses, 2005, 65(6): 1206 [PMID: 16168572　DOI: 10.1016/j.mehy.2005.08.003]
[4] Wu JP, An JX, Qian XY, Wang YJA, Reports AC. Successful Treatment of Idiopathic Intractable Hiccup With Cisatracurium Under Intravenous General Anesthesia: A Case Report, 2018, 10(7): 171-172 [PMID: 29210718]

第三章

喉上神经痛

1. 喉上神经来源于哪里？其支配区在哪些部位？

喉上神经是迷走神经在结状神经节下缘发出的分支，下行到达舌骨大角平面处分为内外两支。内支穿过舌甲膜，分布于声门上区黏膜，该处黏膜的感觉，损伤可造成呛咳，误吞误咽；外支主要支配环甲肌运动，损伤可造成音调降低。

2. 喉上神经与喉返神经支配区有哪些区别？

喉上神经及喉返神经都是迷走神经的分支，但其支配部位不同。喉上神经穿过舌甲膜，支配声门上区黏膜的感觉及环甲肌的收缩。压痛点主要位于舌骨的外侧。喉返神经为迷走神经的分支，在喉部的支配部位主要是声门下方的喉部黏膜，压痛点主要位于环状软骨的外侧。

3. 喉上神经痛常见症状有哪些？

喉上神经痛是起自一侧喉部甲状舌骨膜的神经痛，表现为阵发性的针刺、烧灼、刀割样疼痛。可向同侧下腭和外耳道内放射。疼痛发作呈间歇性，每次发作持续数秒至数分钟，严重时可持续数小时。吞咽、说话、转头时诱发，偶有双侧发作。疼痛扳机点多位于甲状舌甲膜区域以及梨状隐窝。

4. 舌骨综合征症状是怎样的？

舌骨综合征是 1954 年提出的，解释为舌骨结构包括茎突、甲状软骨和舌骨所引起的头颈部疼痛。临床表现为舌骨大角顶部、颈动脉区，撕裂或者钝疼，伴有同侧的耳颞、胸锁乳突肌、咽喉壁，或者锁骨上区放射性疼痛。疼痛可随吞咽、扭头加重，有的病例在转动颈部时可出现眼前发黑或者眩晕。一些病例有咽部异物，检查可以发现患侧颈动脉扩大并有触疼，触摸可知舌骨大角顶部明显突出，如果将舌骨向两侧摆动时会诱发疼痛和异物感。

5. 喉上神经痛与咽部疼痛如何鉴别?

喉部疼痛根据疼痛性质可分炎性痛和神经痛。炎性痛通常为持续性疼痛,常有咽喉部手术、外伤及急慢性炎症病史。神经痛表现为阵发性的针刺、烧灼、刀割样疼痛。疼痛可向周围放电样放射。确定神经痛后,可具体鉴别是何种神经痛。如舌咽神经痛、喉上神经痛、喉返神经痛。而甲状舌骨膜周围没有其他神经分布,起始于此部位的疼痛能够帮助判断为喉上神经痛。

6. 喉上神经痛与舌咽神经痛如何鉴别?

根据患者疼痛特点及局部压痛点部位,可鉴别喉上神经痛与舌咽神经痛。舌咽神经为脑神经,主要支配部位为舌后及口腔咽部喉部。舌咽神经痛以一侧咽喉部、咽壁、扁桃体窝、软腭及舌后 1/3 短暂而强烈的尖锐痛、针刺痛或烧灼痛,舌咽神经痛局部压痛点为乳突及下颌角连线中点,并能放射到口内或者耳部。疼痛来源与扳机点部位高于喉上神经痛。

7. 导致继发性喉上神经痛的常见疾病有哪些?

按照致病因素不同,喉上神经痛可分为原发性(中枢性)与继发性(外周性)2种。单纯原发性喉上神经痛罕有报道。继发性(外周性)喉上神经痛致病因素最常见的包括喉上神经炎,常由上呼吸道感染引起,其他包括甲状腺炎,喉部手术,扁桃体切除术,显微神经外科手术,颈动脉内膜剥脱术后组织瘢痕,创伤,肿瘤,先天性疾患包括舌骨偏斜挤压、侧方喉憩室等。这些病因侵扰喉上神经而导致疼痛产生。

8. 导致喉上神经痛的常见异常生理刺激有哪些?

喉上神经痛在临床上较为少见。WILLIAMF 回顾了 21 例外伤后喉上神经痛的患者,其中 16 例有多年前喉部手术史,2 例曾有骨头卡在喉部,3 例有严重吸烟史,停止吸烟后减轻。6 名患者在发作前曾有咳嗽病史,但无声嘶,可能是外侧支受累导致环甲肌功能紊乱。此外,Bertoin 发现喉上神经痛易发生于喉炎、局部缺血、感冒之后,所有患者在甲状软骨外侧有压痛,食物经过此处时疼痛加重。3 例患者有声音发生变化,除外疼痛,还表现为咳嗽及发声异常。

9. 喉部疼痛常见检查有哪些？

主要检查包括颅颈交界区磁共振检查、甲状腺彩超、喉镜等各项检查，排除颅颈交界区肿瘤、炎症、手术外伤史，喉部先天性变异等病史。

10. 喉上神经痛常见保守治疗方法有哪些？

部分患者局部加热可缓解症状。梨状隐窝麻醉、压痛点注射可缓解。与三叉神经痛、舌咽神经痛类似，早期口服抗癫痫药是治疗喉上神经痛是有效方法之一，如卡马西平、加巴喷丁等。对于药物治疗无效的患者，梨状隐窝麻醉、压痛点注射及喉上神经阻滞可尝试使用。

11. 喉上神经痛的药物治疗有哪些？有哪些注意事项？

抗癫痫药通过阻止神经的异常放电，能控制患者的疼痛，消除神经的炎症反应。代表药物有卡马西平、加巴喷丁、普瑞巴林。此类药在开始用药和停药时，必须注意逐渐加量，逐渐减量。如果突然大量加药或者减掉，可能会出现血药浓度变化太快引起身体的不适。此外注意使用过程中监测肝肾功能，老年患者服药应减量。

12. 喉上神经痛常见微创治疗方法有哪些？

喉上神经阻滞是治疗喉上神经痛的确切方法 Takahashi Sato K 曾报道 2 例高浓度利多卡因局部阻滞治愈喉上神经痛的病例。但是，由于喉上神经邻近颈部血管、气管甲状腺等阻滞，盲法喉上神经阻滞可能造成颈部血管、气管损伤以及局部血肿形成等并发症，可造成严重并发症。

13. 喉上神经阻滞可用于哪些情况？

喉上神经阻滞可用于声门上方咽喉部疼痛性疾病的诊断和治疗。双侧喉上神经阻滞还可以作为表面麻醉的辅助方法进行清醒气管插管、喉镜检查、气管镜检查及经食管超声心动图检查。

14. 喉上神经阻滞时周围有哪些重要结构？要注意什么？

喉上神经周围重要结构较多，内脏方面如气管、食管等。血管方面有颈动脉、颈外静脉及其他血管邻近，周围血供丰富。此外，颈部的神经也比较丰富。穿刺时应避开重要脏器及血管；给药前必须回抽，避免血管内气管内给药；给药后耐心观察,暂时避免饮水进食,防止隐匿性误吸。

15. 喉上神经阻滞如何操作?

首先向患者介绍治疗的方法和目的,取得患者的同意和合作。患者取仰卧位,头稍后仰。在颈部外侧可触及甲状软骨角和舌骨软骨角,在这两个点之间,确定颈总动脉内侧,此处即喉上神经入口处。用3.5 cm长,7号短针垂直皮肤穿刺,当刺破甲状舌骨韧带时,稍有突破感,回抽无血无气,注入1%利多卡因2 mL。

16. 超声引导下喉上神经阻滞的优势是什么?

超声引导下喉上神经阻滞,可直接显示颈部喉上神经周围处的相关结构,如气管、食管、甲状舌骨肌和颈总动脉等。超声有助于喉上神经阻滞顺利而安全地完成。De Oliveira于超声引导下喉上神经及喉部黏膜阻滞用于肥胖患者的清醒气管插管。术后患者略有声嘶,但1天后缓解。考虑声嘶是因喉上神经外侧支阻滞,环甲肌收缩功能受影响导致。

17. 超声引导下喉上神经阻滞如何实施?

操作时,患者仰卧于治疗床,高频线性探头横轴位扫描,显示颈部甲状舌骨肌水平的颈前外侧局部超声图像。超声引导能准确识别甲状舌骨肌及颈总动脉。穿刺针平面内进针由内侧向外侧,目标靶点为此节段水平颈动脉内侧,喉上神经在此部位分支形成喉上神经内侧支和外侧支,分别支配声门上喉部黏膜感觉及环甲肌收缩。

18. 双侧喉上神经阻滞会怎样?

应避免双侧喉上神经阻滞。喉上神经阻滞时,患者有发生隐匿性误吸风险,尤其是双侧阻滞时。喉上神经阻滞后,短期内应嘱患者禁止饮水及进食,以免发生危险。

19. 喉返神经阻滞的症状?喉上神经阻滞发生喉返神经阻滞怎么办?

喉上神经阻滞时,如注射过浅或药量过大容易发生喉返神经阻滞。喉返神经支配除环甲肌以外所有喉内部肌的运动,声带水平以下喉黏膜感觉。故喉返神经被阻滞后,可出现声音嘶哑和吞咽不便,应嘱患者暂时禁止饮水及进食,避免发生误吸。应避免双侧的喉返神经阻滞,因声带麻痹可造成呼吸道梗阻,给患者造成大的危害。

20. 喉上神经阻滞发生局麻药中毒有何症状？如何预防？

喉上神经邻近颈动脉，如局麻药入血发生局麻药中毒，常常症状迅速且症状重，如意识障碍，惊厥，呼吸抑制。预防同局麻药中毒的一般原则：① 严格遵守麻醉常规：回抽无血无气后给药；② 应严密监测，早期发现局麻药中毒；③ 注射局麻药前回吸、小剂量分次给药、先注入试验剂量、采用局麻药的最低有效浓度及最低有效剂量。

21. 喉上神经阻滞发生局麻药中毒怎么处理？

处理依据局麻药全身毒性反应的严重程度进行治疗：① 轻微的反应可自行缓解或消除；② 如出现惊厥，则重点是维持呼吸和循环稳定；③ 如果惊厥持续存在可静脉给予控制惊厥药：咪达唑仑或丙泊酚，必要时给予琥珀胆碱后进行气管内插管；④ 低血压可采用静脉输液和血管收缩药：去氧肾上腺素或去甲肾上腺素静脉输注；⑤ 如果出现心力衰竭，需静脉注射肾上腺素；⑥ 如果发生心搏骤停，则立即进行心肺复苏。

22. 喉上神经阻滞发生局部血肿怎么办？

喉上神经与颈动脉、颈外静脉及其他血管邻近，周围血供丰富，阻滞后出血及瘀斑的可能性增加。治疗前充分询问病史，对服用抗凝剂及有血液系统疾病的患者要特别小心。对怀疑有局部出血的患者，应充分压迫止血可减少并发症。血肿形成后短时期内局部冷敷可减轻疼痛并减少出血，随后可理疗促进疼痛缓解及血肿吸收。

23. 喉上神经痛常见外科治疗方法有哪些？

在经保守治疗处理，顽固性疼痛仍无法长期缓解时，继发性喉上神经痛则可行外周喉上神经切断术，但可能发生一定的功能障碍；原发性喉上神经痛，则可试行乙状窦后入路显微血管减压术或迷走神经上部根丝切断术，能取得良好疗效。

（伍建平　安建雄）

参考文献

[1] Bruyn GW. Superior laryngeal neuralgia. Cephalalgia, 1983, 3(4): 235-240[PMID: 6640657]

[2] Furlan JC. Anatomical study applied to anesthetic block technique of the superior laryngeal nerve. Acta AnaesthesiolScand, 2002, 46(2): 199-202[PMID: 11942871]

[3] Aydin O, Ozturk M, Anik Y. Superior laryngeal neuralgia after acute laryngitis and treatment with a single injection of a local anesthetic. Arch Otolaryngol Head Neck Surg 2007, 133(9): 934-935[PMID: 17875862 DOI: 10.1001/archotol.133.9.934]

[4] Takahashi Sato K, Suzuki M, Izuha A, et al. Two cases of idiopathic superior laryngeal neuralgia treated by superior laryngeal nerve block with a high concentration of lidocaine. J Clin Anesth, 2007, 19(3): 237-238[PMID: 17531737 DOI: 10.1016/j.jclinane.2006.09.003]

[5] Singh M, Chin KJ, Chan VW, et al. Use of sonography for airway assessment: an observational study. J Ultrasound Med, 2010, 29(1): 79-85[PMID: 20040778]

[6] Manikandan S, Neema PK, Rathod RC. Ultrasound-guided bilateral superior laryngeal nerve block to aid awake endotracheal intubation in a patient with cervical spine disease for emergency surgery. Anaesth Intensive Care, 2010, 38(5): 946-948[PMID: 20865885]

[7] De Oliveira GS, Jr., Fitzgerald P, Kendall M. Ultrasound-assisted translaryngeal block for awake fibreoptic intubation. Can J Anaesth, 2011, 58(7): 664-665[PMID: 21484606 DOI: 10.1007/s12630-011-9501-y]

[8] Wu JP, Liu H, An JX, et al. Three Cases of Idiopathic Superior Laryngeal Neuralgia Treated by Superior Laryngeal Nerve Block under Ultrasound Guidance, 2016, 129(16): 2007-2008[PMID: 27503030]

第四章

脉管炎的麻醉治疗

1. 什么是脉管炎？

脉管炎，又称血栓性闭塞性脉管炎（thromboangitis obliterans，TAO）是一种主要累及小动静脉的慢性闭塞性血管疾病。1908 年 Buerger 首先报道该病的病理学特征，故该病也称为 Buerger 病。

2. 脉管炎的主要症状有哪些？

患肢发凉、怕冷是早期常见的症状。患肢疼痛是最主要、最突出的症状。早期是动脉痉挛、血管壁和周围组织内神经末梢感受器受到刺激引起，程度较轻。后期是由于动脉内膜炎症，血栓形成闭塞后产生较重的疼痛。

3. 脉管炎发病的主要特点有哪些？

① 好发 20~40 岁的男性且多为嗜烟者，女性罕见；② 初发时多为单侧下肢，以后常累及对侧下肢，严重时上肢也可受累；③ 有慢性动脉缺血的临床表现，如：发凉、疼痛、麻木、间歇性跛行、静息痛、动脉搏动减弱或消失、肢端坏死、溃疡等；④ 病情呈周期性稳定与反复发作交替，肢端循环逐趋恶化；⑤ 常有游走性血栓性浅静脉炎病史；⑥ 动脉造影显示血管走行突然中断或呈竹尖样变细，无虫蚀状缺损影。

4. 脉管炎按照病情的发展分几期？

脉管炎根据病情的发展一般分为三期，由轻到重分别是：局部缺血期、营养障碍期与坏疽期。

5. 脉管炎局部缺血期的病理变化与临床表现有哪些？

局部缺血期属病情早期阶段，患肢麻木、发凉、怕冷、酸胀，随之出现间歇性跛行。检查时可见患肢皮温稍低，色泽较苍白，足背和（或）胫后动脉搏动减弱，可反复出现游走性血栓性浅表静脉炎。此期引起缺血性的原因，功能性因素（痉挛）大于器质性因素（闭塞）。

6. 脉管炎营养障碍期的病理变化与临床表现有哪些？

营养障碍期为病情进展期，疼痛转为持续性静息痛，夜间疼痛剧烈，患者抚足而坐不能入睡。皮温显著下降，明显苍白或出现潮红、紫斑。皮肤干燥、无汗、趾甲增厚变形，小腿肌肉萎缩，足背和（或）胫后动脉搏动消失。各种动脉功能试验阳性，作腰交感神经阻滞试验后，仍可出现皮肤温度升高，但达不到正常水平。此期病变为动脉器质性闭塞，靠侧支循环尚可保持患肢存活。

7. 脉管炎坏疽期的病理变化与临床表现有哪些？

坏疽期为病情晚期，患肢趾（指）端发黑，干瘪、干性坏疽，溃疡形成。疼痛剧烈，日夜屈膝抚足而坐不能入睡。如并发感染则变为湿性坏疽。严重者出现全身中毒症状而危及生命。此期动脉完全闭塞，侧支不足以代偿所必需的血供，坏死肢端不能存活。

8. 吸烟与脉管炎之间有关系吗？

吸烟与脉管炎有密切的关系，烟草中的尼古丁能够引起血管收缩。该病患者中有 80%～90% 的人嗜烟。戒烟后该病的发展停滞，并且戒烟也是该病的主要治疗方法之一。

9. 性别与脉管炎之间的关系是什么？

性别与脉管炎之间有密切的关系，但是具体的原因尚不清楚，可能与前列腺功能紊乱引起的血管舒缩功能障碍有关。脉管炎患者中，男性占 95% 以上且绝大多数为青壮年。

10. 免疫因素与脉管炎之间有关系吗？

免疫因素也可能是脉管炎的发病原因之一。大多数研究者认为，脉管炎是一种免疫介导的动脉内膜炎，免疫细胞化学研究也发现沿动脉内膜与中膜之间出现免疫球蛋白和补体的沉积。

11. 气候与脉管炎之间的关系是什么？

气候与脉管炎之间也有关系，其中寒冷是引起脉管炎的重要原因之一。通常寒冷地带的脉管炎患者比较多，发病率偏高。我国黄河以北地区脉管炎的发病率比南方高，1971 年全国脉管炎统计表明本病患者有寒冷病史的占 57.9%。

12. 脉管炎与动脉硬化性闭塞症有区别吗？

闭塞性动脉硬化症大多发病于 50 岁以上的人群，闭塞性动脉硬化是全身动脉粥样硬化的一部分。脉管炎的发病年龄一般较年轻。国内外一致将 45 岁作为闭塞性动脉硬化症与脉管炎鉴别的一个相对依据。动脉硬化的危险因素有高血压、糖尿病、高胆固醇血症、吸烟、肥胖、高三酰甘油血症等，一般而言脉管炎没有这些高危因素。

13. 脉管炎与雷诺综合征有区别吗？

脉管炎与雷诺综合征的诊断主要依靠病史。首先，雷诺综合征的特征表现是寒冷刺激或者精神紧张时，手指皮肤出现典型的发作性苍白、发绀、潮红等改变。其次，雷诺综合征常常对称性发作。第三，雷诺综合征进展缓慢，可持续数年至数十年，几乎没有肢体坏疽。

14. 脉管炎与动脉血栓栓塞有区别吗？

动脉血栓栓塞往往起病较急，有导致动脉血栓形成的病史。例如：心脏手术后、心脏瓣膜上赘生物的脱落、动脉损伤或者动脉穿刺的病史等。典型的临床表现有疼痛（pain）、苍白（pallor）、无脉（pulseless）、感觉异常（paresthesia）、麻痹（paralysis），简称 5P。脉管炎的发病缓慢，有疾病发展的 3 个时期。

15. 脉管炎与多发性大动脉炎有区别吗？

多发性大动脉炎是一种免疫性疾病，发生在主动脉和（或）其主要分支的慢性非特异性炎症性疾病。受累血管产生狭窄或闭塞，少数引起扩张或者动脉瘤形成。本病青年多见，发病年龄为 5~40 岁，女性高于男性。脉管炎多见于青年男性，病变主要累及中小动脉，下肢血管多见。

16. 脉管炎的一般治疗原则有哪些？

脉管炎治疗最重要的原则是禁烟、保暖。其次脉管炎会出现剧烈的疼痛,镇痛也是其中重要的措施,镇痛时需要注意使用阿片类药物会出现药物成瘾。

17. 脉管炎的 Burger 运动练习是什么？

可促进患肢侧支循环,主要适用于第一期的患者。方法：让患者平卧,先抬高患肢 45°以上,维持 1～2 分钟,再在床边下垂 2～3 分钟,然后放置水平位 2 分钟,并作足部旋转及伸屈活动各 10 次。如此反复运动练习 5 回,每日数次。

18. 扩张血管药物适用于脉管炎的哪几期？

一般仅适用于一、二期患者。常用药物有钙拮抗剂硝苯地平、尼莫地平、尼群地平等;烟酸 50～100 mg 口服,每天 3～4 次;罂粟碱 30～60 mg,每日 3～4 次,口服或皮下注射;2.5%硫酸镁溶液 100 mL 静脉滴注;前列腺素 E_1 有抑制血小板凝集和扩张血管作用,对缓解缺血性疼痛,促进溃疡愈合等有良好疗效。

19. 硫酸镁扩血管治疗脉管炎的用法与注意事项有哪些？

2.5%硫酸镁溶液 100 mL 静脉滴注,每日一次,15 次为一疗程,间隔 2 周后可再行第二疗程。本品有良好的扩血管作用,对一、二期疗效较好。硫酸镁治疗过程中需要注意镁中毒。监测患者的呼吸次数、膝腱反射等临床体征,此外有条件的医院可以进行镁离子的血浆浓度监测。如果出现呼吸次数显著减慢、膝腱反射消失,可以缓慢静脉推注葡萄糖酸钙进行抢救。

20. 前列腺素 E_1（PGE_1）治疗脉管炎的用法与注意事项有哪些？

前列腺素 E_1 有抑制血小板凝集和扩张血管作用,对缓解缺血性疼痛,促进溃疡愈合等有良好疗效。PGE_1 以经动脉给药效果显著,下肢病变时可经股动脉插管持续给药,以 0.05～0.15 ng/min 注入。为防止长期留置在动脉内的导管有血栓形成,可每天注入 3 000～5 000 u 的肝素。油剂 PGE_1 在体内不易被活化,可聚集在病变血管局部发挥药效,可经静脉给药。

21. 手术治疗脉管炎的方式有哪些？

手术方式有腰交感神经切除,动脉血栓内膜剥除术,动静脉转流术或大网膜血管移植术等。总之严重病变的患者通过手术可以缓解局部的缺血,增加局部的血

22. 静脉区域阻滞治疗脉管炎有效吗？

Paraskevas KI 曾报道静脉区域阻滞（Bier's Block）治疗脉管炎。该患者男性，65岁，极度嗜烟，右手手指持续严重的缺血性静息痛，血管扩张剂和镇痛药治疗无效。中指、环指和小指指尖出现缺血性溃疡，6个月前小指的远端指骨由于坏死而被切除。为了避免病情进一步发展，采用胍乙啶与利多卡因进行 Bier 阻滞治疗。3个疗程后指尖溃疡与缺血性静息痛消失，并且手指的血流量增加。

23. 静脉区域阻滞治疗如何操作？

静脉区域阻滞的时候，在患肢扎一个止血带，然后向静脉内注射局麻药与扩血管药物。常用局麻药利多卡因，扩张血管药胍乙啶等。注意放松止血带的时候，大量的局麻药进入血液循环，出现局麻药中毒；还要注意放松止血带的时候大量扩血管药物进入循环，导致低血压。

24. 腰交感神经阻滞治疗脉管炎的原理是什么？

腰交感神经阻滞后下肢血管扩张、改善局部的血液供应，同时还可以阻断伤害感受性纤维。总之，腰交感神经阻滞后解除下肢血管痉挛、促进侧支循环建立、增加有效灌注量，并且阻断伤害性刺激而缓解疼痛。

25. 腰交感神经节的解剖定位在哪里？

腰交感神经节多位于相应椎骨水平或上、下椎骨之间，位置变异较大，但是 L_2 位置相对固定。L_2 交感神经节主要位于 L_2 椎体的下 1/3、$L_2 \sim L_3$ 椎间盘至 L_3 椎体的上 1/3 位置之间。因此，临床常选择对 L_2 交感神经节进行治疗。

26. L_2 交感神经节的 X 线定位方法是什么？

L_2 和 L_3（或 L_3 和 L_4）棘突旁开 5～8 cm 分别穿刺至椎体前侧方。然后拍腰椎正侧位片，在确认穿刺针尖确实位于相应椎体前侧方后注入造影剂。同时还可注入 1% 利多卡因 5 mL 后下肢出现皮温增加证实穿刺正确。

27. L_2 交感神经节超声定位方法？

超声探头距脊柱中线 3～4 cm 与脊柱方向平行放置，$L_1 \sim L_3$ 横突为"城垛样"

影像,定位 L_1 与 L_2 椎体水平,然后将超声探头与脊柱的方向垂直放置,用 15 cm 长、21G 的穿刺针与皮肤成 35°～45°角,从探头外侧端进针,朝向 L_2 椎体进针,进针约 4.5 cm 可及骨质,然后调整方向针尖滑过椎体,再向 L_2 椎体前外侧进针 2.5 cm,此时可清楚可见 L_2 椎体旁腹部大血管影像,经皮穿刺路径总长约 7 cm,回抽无血无液,缓慢注入 1% 利多卡因 5 mL。

28. 腰交感神经阻滞治疗注意事项?

腰交感神经节位于腰椎旁边,右侧是下腔静脉,左侧是腹主动脉。穿刺过程中,注意避免穿刺针损伤大血管,建议在超声引导下进行穿刺操作。还可能造成药物误注入硬膜外、硬膜下及蛛网膜下隙或导致椎间盘、脊髓及神经根损伤。生殖股神经穿出点与腰交感干很近,特别是腰大肌内侧缘处穿出者,行腰交感神经节阻滞时很易损伤该神经,导致术后患者外阴部感觉迟钝。

29. 局麻药持续阻滞治疗的原理?

局麻药连续神经阻滞是通过局麻药物阻断神经的传导功能、阻断疼痛向中枢的传导,同时还可以扩张血管而达到改善局部血液灌注、减轻疼痛的目的。

30. 局麻药持续阻滞治疗的具体实施方法?

在支配疼痛区域的神经附近留置静脉留置针,通过留置针给予局部麻醉药物减轻疼痛。局麻药的给予原理类似术后镇痛的方法,通过患者自控镇痛的方法进行局部神经阻滞。

31. 硬膜外阻滞治疗脉管炎的原理?

硬膜外神经阻滞治疗脉管炎的原理与腰交感神经阻滞治疗脉管炎类似,主要是通过阻断交感神经,扩张血管,增加局部血流量、改善局部的供血。其次硬膜外阻滞还可以阻断感觉神经的传入,减轻疼痛。

32. 硬膜外阻滞治疗脉管炎的注意事项有哪些?

由于脉管炎是一种长期慢性疾病,需要反复多次进行阻滞。在硬膜外阻滞治疗脉管炎的过程中需要注意:① 严格无菌操作,避免硬膜外腔受到细菌污染,包括在穿刺过程中严格无菌操作,配置药物时避免细菌污染等;② 由于患者需要长期的硬膜外阻滞,可以使用硬膜外皮下隧道的方式减少细菌污染;③ 追求较低浓度的局麻药进行硬膜外阻滞,避免使用较高浓度阻滞后出现下肢力量减退引起摔倒等。

(方七五　安建雄)

参考文献

[1] 段志全,张强.实用血管外科学.北京:人民卫生出版社,1998.
[2] Mills JL, Sr. Buerger's disease in the 21st century: diagnosis, clinical features, and therapy. Semin Vasc Surg, 2003, 16: 179-189.
[3] Paraskevas KI, Trigka AA, Samara M. Successful intravenous regional sympathetic blockade(Bier's Block) with guanethidine and lidocaine in a patient with advanced Buerger's Disease(thromboangiitis obliterans)——a case report. Angiology, 2005, 56: 493-496.
[4] Bhattarai BK, Rahman TR, Biswas BK, et al. Fluoroscopy guided chemical lumbar sympathectomy for lower limb ischaemic ulcers. JNMA J Nepal Med Assoc, 2006, 45: 295-299.
[5] Saddler JM, Crosse MM. Ischaemic pain in Buerger's disease. Report of a female patient receiving long-term local analgesia. Anaesthesia, 1988, 43: 305-306.
[6] 李仲廉,安建雄,倪家骧,王子千.临床疼痛诊断治疗学(第3版)[M].天津:天津科学技术出版社,2003.

… 第五章

星状神经节阻滞

1. 星状神经节是什么？

星状神经节是颈部交感神经节之一，多由颈下神经节与 T_1 神经节合并而成，又称颈胸神经节，长 1.5～2.5 cm，宽 0.5～0.75 cm，形态不规则，中间缩窄，具有许多放射状分支，形似星状而得名。

2. 星状神经节节前纤维来源有哪些？

颈神经无交感纤维传出，颈部脊髓内没有交感中枢，颈部交感神经节是由上胸段脊神经发出的节前纤维（白交通支）上行至颈部而形成，星状神经节主要接受 T_1 神经（有时还有 T_2 神经）的白交通支。而 T_2～T_6（或 T_7）脊髓发出的交感神经节前纤维经交感干上行，主要至颈上神经节交换神经元，进而分布于上肢。

3. 星状神经节节后纤维支配哪些部位？

星状神经节节后纤维主要通过灰交通支连接 C_7、C_8 神经和 T_1 神经，随臂丛分布于血管、汗腺、竖毛肌、骨、关节等。另外发出一些细小的血管支，形成神经丛，主要有椎动脉丛、锁骨下动脉丛和甲状腺下动脉丛。星状神经节还发出分支组成心下神经，加入心丛，分布到窦房结、房室结、房室束、心房肌和心室肌。此外，星状神经节常与膈神经有交通支，也常与迷走神经或喉返神经有交通支，并通过这些神经分布于喉、食管及膈肌等。

4. 与星状神经节毗邻的重要解剖结构有哪些？

星状神经节位于椎动脉三角内，其内侧界为颈长肌外侧缘，外侧界为前斜角肌内侧缘及膈神经，左侧距膈神经的水平距离较右侧近。前方为颈动脉鞘，两者之间为颈深筋膜椎前层，下界为锁骨下动脉第一段，后壁为 C_7 横突、第 1 肋骨颈和 C_8

神经前支，其内侧有椎动、静脉呈胸膜顶，星状神经节在 C_7 横突或第 1 肋骨颈附近，椎动脉起始部的后内侧。

5. 星状神经节解剖变异主要有哪些？

星状神经节的总体出现率约为 85%，其中 85% 左右为颈下神经节与 T_1 神经节合成，4% 为颈下神经节与 C_1、C_2 神经节合成，双侧同时出现率为 65%，单侧出现率为 34%。星状神经节的形状不规则，最常见的为星形，其次分别为椭圆形、哑铃形及扁平形。位置上多位于 C_7 椎横突基部和第 1 肋骨颈之间的前方，也可靠上位于 C_6 横突附近或者靠下达第 2 肋骨平面。

6. 颈交感干的解剖位置及其主要功能有哪些？

交感干由交感神经的椎旁节和节间支连接而成，位于脊柱两侧，上至颅底，下至尾骨前方，分为颈、胸、腰、骶、尾五部分，颈部的颈上、颈中和颈下神经节以及节间支组成颈交感干。位于颈长肌外侧缘，椎前筋膜的深面，节前纤维来自脊髓上胸段灰质侧角内中间外侧核，在神经节换元后节后纤维组成灰交通支与所有颈神经相连，并发出血管支和脑支，分布于整个头颈部、胸腔脏器和上肢。

7. 阻滞星状神经节对内分泌系统主要有哪些影响？

阻滞星状神经节可使脑血流增加，对下丘脑—垂体的促性腺功能有调节作用。在应激情况下，如严重创伤、全麻插管、手术切皮等，下丘脑—腺垂体—肾上腺皮质兴奋，导致促肾上腺皮质激素、皮质醇、催乳素等增多，胰岛素减少，阻滞星状神经节后能减轻应激状态下丘脑—腺垂体—肾上腺皮质轴的变化，使患者的皮质醇、催乳素等浓度明显降低，胰岛素呈上升趋势，应激反应相对适度，所以阻滞星状神经节可调节异常变化的内分泌系统。

8. 阻滞星状神经节对脑循环主要有哪些影响？

阻滞星状神经节后正常脑循环者同侧颈总动脉血流量增加，血流速度增快，而椎动脉没有变化，大脑中动脉血流速度减少、脑灌注压增加、二氧化碳反应性和大脑自身调节没有改变，对侧无变化。对于脑血管痉挛的患者，阻滞星状神经节可使患者阻滞区域支配的脑血管扩张、增加血流量、改善微循环，从而改善脑血管痉挛及脑灌注。

9. 阻滞星状神经节对心脏主要有哪些影响？

心脏的重要神经支配主要来自星状神经节，但这种神经支配存在着不对称的现象，左右侧星状神经节阻滞对窦房结、心脏传导及心肌不应期的影响不同，甚至表现出相反的效应。右侧星状神经节发出的节前纤维对心脏的交感神经支配占优势地位，右侧星状神经节阻滞对心率的影响较左侧明显，对于有头颈疼痛的患者进行左侧星状神经节阻滞后会增加心脏迷走神经的张力，而右侧星状神经节阻滞则不会。

10. 阻滞星状神经节对呼吸系统主要有哪些影响？

支配肺的神经主要由迷走神经和上 6 个胸交感神经节的纤维组成，交感神经有扩张支气管的作用。支气管的自主神经支配复杂，除了胆碱能神经、肾上腺素能神经外，还存在非肾上腺素能非胆碱能（NANC）神经系统。NANC 抑制神经系统是产生气道平滑肌松弛的主要神经系统，气道平滑肌的收缩可能与该系统的功能受损有关。星状神经节阻滞可以治疗支气管哮喘，其治疗机制可能是通过激活 NANC 神经系统实现的。

11. 阻滞星状神经节对胃肠功能主要有哪些影响？

对肠易激惹综合征或者围术期的患者，阻滞星状神经节可使血浆胃泌素和胃动素水平增加，纠正胃肠功能紊乱的症状；阻滞星状神经节可抑制全身炎症反应，减少炎症因子，加快胃肠动力的恢复；同时，阻滞星状神经节可抑制椎动脉痉挛，增加脑血流量，改善脑氧平衡，平衡全身自主神经系统，改善术后恶心、呕吐；星状神经节阻滞对应激性溃疡也有预防作用。

12. 阻滞星状神经节对免疫系统主要有哪些影响？

星状神经节阻滞主要通过调节蓝斑—交感—肾上腺髓质轴，从而调控免疫功能。目前已有研究表明，星状神经节阻滞后患者 T 细胞和 B 细胞的绝对数量增加，而 NK 细胞的绝对数量下降，同时可抑制辅助性 T 细胞和细胞毒性 T 细胞的过度活化，可直接调节全身免疫系统的功能；也可通过抑制交感神经活性，相对增加迷走神经的活性，通过改善血液循环，加快免疫复合物的清除。

13. 星状神经节阻滞前需要进行哪些准备工作？

① 用具和药品的准备，包括阻滞用具的准备和消毒，主要是皮肤消毒用品、无

菌手套、治疗巾、薄枕、注射针和注射器等,以及局麻药、镇静药物、急救设备及急救药品等;② 患者的准备,包括了解病史和体格检查;检查阻滞部位,是否有甲状腺肿大、颈部肿瘤、气管移位、气管造口、局部皮肤感染、瘢痕及局部放射线照射等情况;鉴别影响判断阻滞效果的因素;向患者解释操作相关事项并解答患者疑惑等。

14. 传统盲法星状神经节阻滞的操作要点是什么？

盲法星状神经节阻滞有前入法、前侧入法及后入法。临床多用前入法,以 C_6 横突前结节为标记,将药物注射在第六颈椎横突的基部或者前结节附近。操作要领是用左手示指、中指在胸锁关节上 3 cm 左右沿胸锁乳突肌内侧缘将肌肉和气管分开,同时将颈总动脉鞘和胸锁乳突肌推向外侧,准确触及 C_6 横突前结节,垂直进针直达前结节内侧的骨面(颈长肌内侧),穿刺深度一般不超过 1 cm,回抽无血、无气泡、无其他液体后注药。

15. 传统盲法星状神经阻滞从第 7 颈椎横突和第 6 颈椎横突进针在阻滞效果上有哪些区别？

从第 6 颈椎横突进针操作简单,局麻药用量少、并发症(穿破椎动脉、臂丛麻醉、气胸等)发生率低,由于此位置阻滞的往往是颈交感神经干,所以颜面部的阻滞效果充分而对上肢的阻滞效果差,而第 7 颈椎横突位置更低,主要阻滞神经节,对颜面部及上肢的阻滞效果均充分,但并发症的发生率高,对操作者要求较高。现多使用超声引导下操作,可大大提高阻滞成功率,减少并发症。

16. 超声引导下星状神经节阻滞有哪些优势？

由于体表定位标志与实际穿刺靶点的差异,解剖变异等情况,盲法阻滞的失败率可高达 30%,同时并发症发生率较高。借助超声则可以清晰定位目标位置以及周围器官组织,规划穿刺路径并实时引导穿刺,可有效避免穿刺失败以及减少相关并发症。与传统盲法星状神经节阻滞相比,超声可以实时、动态清晰显示颈部软组织结构,定位准确,可有效避开血管、神经、气管、椎管等结构,提高了穿刺的精确性和安全性。

17. 超声引导下星状神经节阻滞的操作要点是什么？

患者取平卧位,头偏向对侧,首先超声定位 C_7 横突(无前结节),向上平扫定位 C_6 横突,在 C_6、C_7 横突之间,颈长肌表面、椎前筋膜深面,即为星状神经节所在。

通过超声动态扫查，寻找合适的穿刺路径，避开血管（颈动脉鞘及椎动静脉等）、臂丛神经、颈椎横突及其他周围重要解剖结构（胸膜顶等），当针尖刺破椎前筋膜到达颈长肌外侧表面后，注入局部麻醉药。

18. 星状神经节阻滞一般使用什么药物？

星状神经节阻滞常用的药物为局部麻醉药物，它们能可逆地阻滞神经传导，使神经元及其节前和节后纤维暂时失去功能。常用药物包括以下 3 种：① 利多卡因，起效快、作用较强，可作为首选用药，常用浓度为 1%～1.5%，单侧单次剂量为 3～10 mL，起效时间 1～3 分钟，持续时间 1～3 小时。② 丁哌卡因：常用浓度 0.25%～0.5%，单次剂量为 3～5 mL，起效时间 5～10 分钟，持续时间 3～6 小时。③ 罗哌卡因：起效快、作用持续时间长，其常用浓度、剂量、起效时间和作用时间与丁哌卡因相同。

19. 除了局麻药外，星状神经节阻滞还可以使用哪些药物？

还可使用阿片类药物，近年来发现星状神经节内也有阿片受体，应用阿片类药物也有明显效果，最常用的药物为芬太尼，其阻滞的作用时间比局麻药长，主要不良反应为呼吸抑制与恶心、呕吐。目前用芬太尼阻滞的方法为：双侧阻滞，每侧芬太尼 50 μg＋生理盐水稀释至 6 mL；单侧阻滞，芬太尼 100 μg＋生理盐水稀释至 6 mL，一般每周阻滞 1～2 次，也可使用芬太尼复合局麻药进行星状神经节阻滞。目前临床上多单独使用局部麻醉药。

20. 星状神经节阻滞成功的判断方法有哪些？

① 仪器判断法：脉搏描记器、多普勒仪等测定星状神经节支配区域内的血流量及血流速度变化；应用淀粉碘化试验测定发汗情况；应用温度记录器测量相应部位的皮肤温度变化等判断阻滞效果；② 临床判断：首先出现霍纳综合征，其次出现结膜充血、颜面潮红、鼻塞，星状神经支配区域皮肤温度上升，发汗停止等。手掌的皮肤温度上升与发汗停止是星状神经节阻滞最重要的症状和体征。

21. 有哪些体外方法可以调节星状神经节的功能？

可以采用物理学方法，即利用激光经皮肤照射星状神经节部位，以达到治疗效果。这种方法无创、无痛，可反复进行，患者容易接受。采用的激光可以分为超激光和弱激光。① 超激光是指直线偏振光近红外线，波长 0.6～1.6 μg，不易被吸收,穿透能力强,对人体组织的有效照射深度为 5 cm 以上,在体内将吸收的辐射热转为热能,产生温热感可刺激星状神经节;② 弱激光即低强度激光,无光热效应,以光化学效应和电磁效应为主。

22. 星状神经节阻滞一个治疗周期一般是多长时间?治疗效果如何?

星状神经节阻滞用于治疗和调整疼痛性疾病和其他疾病,多需要长时间、反复阻滞,阻滞频次主要取决于所患疾病的种类和严重程度,根据病情初始可每日 1 次,一般 7~10 次为 1 个疗程,以后可隔日 1 次或每周 1~2 次。对于面神经麻痹、突发性耳聋、雷诺病、带状疱疹后神经痛、复杂性区域疼痛综合征、灼痛、残肢痛、幻肢痛等,可能需要多个疗程。治疗效果也需要 1 个或多个疗程后显现。

23. 可以同时进行双侧星状神经节阻滞治疗吗?

既往禁忌同时双侧星状神经节阻滞主要顾虑是心搏骤停、双侧喉返神经以及膈神经阻滞等严重并发症,有研究显示,双侧阻滞对循环系统的抑制较单侧无明显差异,但是双侧阻滞可能会出现双侧霍纳综合征和膈神经麻痹,所以目前临床上禁忌行双侧阻滞。如果需要双侧阻滞,必须分别进行,待一侧阻滞成功后,并且确认没有不良反应和并发症后,间隔一段时间(一般需数小时)再进行另一侧的阻滞。

24. 星状神经节阻滞为什么多会出现霍纳综合征?

支配眼的交感神经发自同侧脊髓的 T_1 节段,在颈上神经节交换神经元后上行分布于眼部。因此,颈上神经节被阻断或损伤,会出现霍纳综合征。单纯阻滞星状神经节一般不会出现霍纳综合征,但是考虑到临床操作和药物剂量等因素,往往会同时阻滞颈上神经节,意味着整个颈部交感干的阻滞,所以阻滞星状神经节的时候患者往往会出现霍纳综合征。甚至为保证临床效果,很多医生把出现霍纳综合征视为星状神经节阻滞成功的标志。

25. 霍纳综合征的体征有哪些?如何处理?

霍纳综合征的三联征:患侧上睑下垂、瞳孔缩小、面部无汗,其他临床表现:下睑抬高、结膜充血、瞳孔扩大延迟、虹膜异色、眼球凹陷、面部潮红。单侧出现一般无需特殊处理,观察即可,一般半小时至 2 小时会完全恢复。

26. 星状神经节阻滞为什么容易引起声音嘶哑？

主要原因是局麻药注射到颈动脉鞘或者药物反流渗透到椎前筋膜表面扩散而引起喉返神经阻滞。左喉返神经向后绕过主动脉弓，右喉返神经向后绕经锁骨下动脉返回向上，位于食管和气管之间的沟中，星状神经节阻滞时，针尖偏内侧，或过浅时很容易阻滞喉返神经。另外，穿刺过程中患者如有吞咽动作等，也容易阻滞喉返神经。一般数小时后自行恢复，单侧喉返神经阻滞无需处理。

27. 星状神经节阻滞后出现呼吸困难可能是什么原因，如何处理？

考虑原因：① 气胸：星状神经节的下方是肺尖，右侧胸膜离星状神经节很近，约 1～2 cm，进针过深时，易误伤胸膜和肺组织，数小时后可出现张力性气胸。出现相关症状时，应及时完善胸部 X 线片，重者应及早行胸腔闭式引流；② 膈神经阻滞：药物浓度高，或注入量较大，特别是侧入法穿刺时很容易造成膈神经阻滞。轻者一般无需处理，可自行恢复，出现呼吸困难者应立即吸氧；③ 椎管内阻滞：立即给氧并辅助呼吸，必要时气管插管辅助通气。

28. 星状神经节阻滞后出现意识丧失可能是什么原因？如何处理？

可能原因：① 行气管旁入路阻滞时，示指和中指推胸锁乳突肌和颈动脉时，刺激了颈动脉窦化学感受器，或压迫颈总动脉过重，引起一过性脑供血不足。治疗方面，无需特殊处理，休息片刻可自行好转；② 局麻药直接入血，可引起一过性意识丧失，抽搐等，需密切观察，保持呼吸和循环的稳定，超声引导下穿刺多可避免；③ 药物误入蛛网膜下隙，可引起严重症状，需立即处理，保持呼吸和循环的稳定，必要时需辅助呼吸。

29. 除了声音嘶哑、呼吸困难等，星状神经节阻滞还可能出现哪些并发症？

① 臂丛神经阻滞：阻滞侧上肢出现麻木，肢体不能活动；② 疼痛与硬结：吞咽或呼吸时疼痛、颈部活动时疼痛。局部硬结与出血有关；③ 局部血肿：治疗后数小时患者颈部出现肿胀，严重压迫气管者出现呼吸困难；④ 脊神经损伤：患者背部有异物感，向上肢或肩背部放射，引起的疼痛以损伤后 3 天内加剧，个别病例背痛数日后逐渐减轻，2 周内缓解或消失；⑤ 心动过缓；⑥ 气管及食管损伤；⑦ 损伤颈交感干。

30. 星状神经节阻滞的局部作用适应证有哪些？

主要包括：头、颈、上胸部疾病，如带状疱疹后遗神经痛、反射性交感神经性萎缩症、多汗症等；颜面部疾病，如末梢性面神经麻痹、面部疼痛（咀嚼肌综合征、颞下颌关节紊乱综合征）、三叉神经痛等；眼部疾病：视网膜血管闭塞症、视神经炎等；耳鼻喉科疾病，如突发性耳聋、过敏性鼻炎等；肩胛及上肢疾病，如雷诺综合征、乳房切除术后综合征等；心脏疾病，如心绞痛、窦性心动过速的辅助治疗；呼吸系统疾病，如支气管哮喘等的辅助或联合治疗。

31. 星状神经节阻滞的全身作用适应证有哪些？

（1）星状神经节阻滞对机体内稳态功能的调节：血压异常；慢性便秘或腹泻；体重增加或减少；甲状腺功能亢进症或减退症；嗜睡症或失眠症；过食或厌食症等。

（2）星状神经节阻滞对神经、内分泌及免疫系统功能的调节：包括对不同类型的不定陈诉综合征和原发性自主神经功能失调（无心理因素）都有较好疗效；内分泌系统疾病，如经前期紧张综合征、更年期综合征等；对自身免疫病、结缔组织疾病及神经肌肉疾病等辅助治疗或联合治疗。

32. 星状神经节阻滞的禁忌证有哪些？

禁忌证主要有：出、凝血时间延长，有出血倾向，或正在接受抗凝治疗者；高度恐惧、小儿及精神异常等不能合作者；阻滞局部炎症、肿瘤、气管造口者；连续、剧烈咳嗽者；其他不能或不宜行阻滞者，比如一侧肺切除患者行另一侧阻滞，或者心肺功能极差的患者需慎重行星状神经节阻滞。

33. 如何运用星状神经节阻滞治疗过敏性鼻炎？

患者男性，23岁，打喷嚏、鼻流涕、鼻塞3年余，间断使用抗过敏药及鼻部喷雾激素治疗，症状有减轻，但是季节交替时症状依然明显，患者拒绝手术治疗，同意行星状神经节阻滞治疗。超声引导下在C_6、C_7横突之间，避开血管神经，在颈长肌表面、椎前筋膜深面，注射1%利多卡因溶液6 mL，双侧阻滞每日1次（间隔5小时），连续治疗20次后症状明显改善，回访对治疗满意。

34. 如何运用星状神经节阻滞治疗雷诺病？

患者女性，26岁，双侧大拇指及示指出现间歇性发绀、潮红2个月，经检查发现无动脉闭塞性病变，诊断为雷诺病。超声引导下在C_6、C_7横突之间，避开血管神经,在颈长肌表面、椎前筋膜深面,注射1%利多卡因8 mL,隔日1次,双侧交替阻滞,连续治疗20天后症状明显改善。

35. 如何运用星状神经节阻滞治疗创伤后应激障碍？

患者女性,30岁,出现抑郁及焦虑情绪变化,结合病史,经中国精神疾病分类方案与诊断标准第3版诊断为创伤后应激障碍。采用口服帕罗西汀治疗,症状稍改善,但未明显缓解。期间联合进行星状神经节阻滞治疗,行右侧阻滞,0.25%罗哌卡因5 mL,每3天行1次治疗,连续治疗6次。1个月继续进行6次治疗后症状明显缓解,随后停止口服帕罗西汀治疗,情绪稳定。

36. 如何运用星状神经节阻滞治疗乳腺癌术后潮热？

患者女性,48岁,乳腺癌(浸润性导管癌)改良根治术后半年,出现潮热症状,药物控制不佳,期间联合进行星状神经节阻滞治疗,行右侧阻滞,0.5%丁哌卡因7 mL,每2天行1次治疗,连续治疗10次后症状明显缓解。

（胡中华　欧阳文）

参考文献

[1] 刘小立.星状神经节阻滞疗法[M].郑州：河南科学技术出版社,2016.
[2] 张立生,刘小立.现代疼痛学[M].河北：河北科学技术出版社,1998.
[3] 刘小立,牛爱清.星状神经节阻滞[M].太原：山西科学技术出版社,1994.
[4] 王祥,余建明.星状神经节阻滞研究新进展[J].浙江中西医结合杂志,2017,27(02)：172-175.
[5] 李秀昆,刘磊,隋明巍.超声引导下星状神经节阻滞术研究进展[J].中国实验诊断学,2020,24(11)：1913-1915.
[6] 贾亮,陈卫军,陆海,等.星状神经节阻滞的应用解剖[J].第三军医大学学报,2004,(13)：1184-1186.
[7] 张晓东,杨天德.星状神经节阻滞的临床应用及相关机制研究[J].重庆医学,2010,39(19)：2612-2613.
[8] Goel V, Patwardhan AM, Ibrahim M, et al. Complications associated with stellate ganglion nerve block: a systematic review[J]. Regional Anesthesia and Pain Medicine, 2019, 44(6): 669-678.

第六章

呼吸系统疾病的麻醉治疗

第一节 麻醉治疗在重度哮喘中的应用

1. 急性重度哮喘发作的病理生理特点是什么?

参与重度哮喘急性发作的主要病理生理基础包括三方面:① 气道平滑肌痉挛;② 气道炎症和水肿;③ 黏液分泌过多,加重支气管狭窄和阻塞。3 种病理生理机制在哮喘症状发展过程中所占的比重不同,如平滑肌痉挛在喘息急性发作时是气道阻塞的主要原因,但经支气管舒张剂治疗后能很快逆转。而气道炎症、水肿和黏液分泌过多形成黏液栓时则成为喘息难以逆转或不可逆转的主要原因。

2. 典型哮喘的临床症状和体征有哪些?

① 反复发作性喘息、气促,伴或不伴有胸闷或咳嗽,夜间及晨间多发,常与接触变应原、冷空气、物理化学性刺激以及上呼吸道感染、运动有关;② 发作时及部分未控制的慢性持续性哮喘,双肺可闻及散在或弥漫性哮鸣音,呼气相延长;③ 上述症状或体征可经治疗缓解或自行缓解。

3. 哮喘诊断必备的客观检查有哪些?

可变气流受限的客观检查:① 支气管舒张试验阳性:吸入支气管舒张剂后,第一秒用力肺活量(FEV_1)增加>12%,且绝对值增加>200 mL;或抗炎治疗 4 周后与基线值比较 FEV_1 增加>12%,且绝对值增加>200 mL(除外呼吸道感染)。② 支气管激发试验阳性:通常以吸入激发剂后 FEV_1 下降>20%,判断结果为阳性,提示存在气道高反应性。③ 呼气流量峰值(PEF)平均每日昼夜变异率(至少连续测 7 天,将每日 PEF 昼夜变异率之和除以总天数 7)＞10%,或 PEF 周变异率＞20%。

4. 急性重度哮喘的诊断标准是什么?

符合哮喘症状和体征,同时具备气流受限客观检查中的任一条,并除外其他疾病所引起的喘息、胸闷及咳嗽,可诊断为哮喘。重度哮喘急性发作指休息时具有气短症状,端坐呼吸,伴有焦虑、烦躁、大汗淋漓,呼吸频率常＞30 次/min,常伴有辅助呼吸肌活动及三凹征,哮鸣音响亮且弥散,脉率＞120 次/min,常有奇脉,吸入空气情况下 pH 正常或降低,PaO_2＜60 mmHg,$PaCO_2$＞45 mmHg,SaO_2≤90%,最初支气管舒张剂治疗后 PEF 占预计值 60% 以下或＜100 L/min 或药物有效作用时间＜2 小时。

5. 急性重度哮喘的一般治疗方法有哪些?

急性中、重度哮喘发作一般治疗包括:① 支气管舒张剂:首选短效 β_2 受体激动剂(SABA)治疗,单用 SABA 治疗效果不佳的患者可采用 SABA 联合短效 M 受体阻滞剂(SAMA)雾化溶液吸入治疗,还可联合静脉滴注茶碱类药物;② 全身激素应用:尽早使用全身激素,推荐泼尼松 0.5~1.0 mg/kg 或等效其他激素,严重者可静脉给予甲泼尼龙 80~160 mg/d 或氢化可的松 400~1 000 mg/d 分次给药;③ 氧疗:对有低氧血症和呼吸困难的患者给予控制性氧疗,SpO_2 维持在 93%~95%;④ 其他:严格控制抗菌药物使用。

6. 急性重度哮喘或危重哮喘有创机械通气的指征是什么?

若急性重度或危重哮喘患者经过支气管舒张剂、激素及氧疗等一般治疗后,临床症状和肺功能无改善甚至继续恶化,应及时给予机械通气,其指征包括:心脏或呼吸骤停、意识改变、呼吸肌疲劳、进行性加重的呼吸性酸中毒(pH＜7.20)、心肌缺血等。对部分患者可使用经鼻高流量氧疗(HFNC)、经鼻(面)罩无创机械通气(NPPV)治疗,若无改善尽早行气管插管机械通气。

7. 急性重度哮喘或危重哮喘麻醉或肌松剂的使用指征及药物选择有哪些?

对于已行气管插管机械通气的患者,且激素及支气管舒张剂难以控制的急性重度哮喘,可予吸入性麻醉剂,如异氟烷、七氟烷,以上药物具有良好的耐受性及支气管舒张作用,但受到专用设备及气体清除限制,手术室外应用受限。若气管插管患者在充分镇痛、镇静基础上仍存在显著气道痉挛及人机不协调,可考虑联合应用肌松剂,如琥珀胆碱、阿曲库铵、顺阿曲库铵及罗库溴铵等。需注意部分肌松剂是常见诱发过敏反应的药物,如阿曲库铵、米库溴铵。

8. 哪些神经阻滞方法可用于治疗哮喘发作?

对于顽固性哮喘,可给予中位胸段硬膜外阻滞治疗,可经 $T_7 \sim T_8$ 间隙穿刺,向头侧置管并保留,应用 1%～3% 利多卡因 8～10 mL,每日 3 次,连续应用 3～5 日;个别病例报道颈段硬膜外阻滞可减少哮喘持续状态患者气管插管或吸痰操作时的气道高反应性;其他神经阻滞途径还包括星状神经节阻滞、迷走神经阻滞等方法。

9. 氯胺酮用于控制哮喘急性发作的机制是什么?

氯胺酮具有明显的拟交感作用,可抑制节后交感神经末梢摄取儿茶酚胺,直接舒张支气管平滑肌,抑制支气管痉挛。氯胺酮还可拮抗 N-甲基-D-天冬氨酸受(NMDA)受体相关支气管痉挛。

10. 氯胺酮用于控制哮喘急性发作的使用方法是什么?

面罩吸氧,予地西泮 0.1～0.2 mg/kg 或咪达唑仑 2～3 mg,5 分钟后予氯胺酮 0.1～2 mg/kg 缓慢静脉注射,之后持续静脉泵入 0.15～2.5 mg/(kg·h),最大可至 3 mg/(kg·h),持续应用 1 小时至 5 日;或 0.5～1 mg/kg 每隔 15～30 分钟重复给药。部分研究提示可雾化吸入氯胺酮 0.1～0.3 mL/kg 用于控制哮喘急性发作。氯胺酮常见不良反应包括躁动、幻觉、分泌物增加,极少数患者可能出现轻度的心率和血压波动。高血压患者谨慎应用,注意监测血压波动。

11. 硫酸镁用于控制哮喘持续状态的应用指征和使用方法是什么?

硫酸镁对急性哮喘的支气管舒张作用可能是由于抑制了钙离子流入气道平滑肌细胞。对于初始治疗无效的重度哮喘发作(包括激素及支气管舒张剂),建议静脉予硫酸镁 2 g,给药时间 20 分钟。静脉用镁剂安全性好,但禁用于肾功能不全患者。有研究提示雾化吸入硫酸镁联合短效 β_2 受体激动剂(SABA)可用于控制哮喘急性发作。

12. 急性重度哮喘治疗效果评定标准有哪些？

临床控制：哮喘完全缓解，偶有轻度发作，不需要药物即可缓解。第一秒用力肺活量(FEV_1)增加≥35%或占预计值80%～100%，呼气流量峰值(PEF)变异<20%；显效：哮喘发作较前明显减轻，FEV_1增加≥25%或占预计值60%以上，PEF变异>20%，仍需激素或支气管舒张剂，但仅需既往药物用量的1/3；好转：哮喘症状有所减轻，FEV_1增值15%～25%，仍需激素和(或)支气管舒张剂，用量不少于既往的1/2；无效：临床症状和FEV_1无改善或加重。

13. 支气管热成形术治疗重度哮喘的机制及操作方法是什么？

支气管热成形术用于治疗激素及长效$β_2$受体激动剂(LABA)控制不佳的成人重症哮喘。该操作通常在中度镇静状态下进行，约3次支气管镜下操作，经纤维光学支气管镜导入特制导管，利用该导管对支气管壁施加热能(目标组织温度为65℃)，以削弱支气管平滑肌的收缩力，除右中叶内气道难以到达外，其余所有支气管镜可到达的主干支气管远端气道(直径3～10 mm)均可进行一次治疗。

第二节　麻醉治疗在急性肺水肿中的应用

14. 肺水肿的病理生理改变是什么？

肺水肿形成的主要病理生理基础包括以下几个方面：① 肺毛细血管静水压增高；② 肺毛细血管壁通透性增加；③ 肺毛细血管内血浆胶体渗透压降低；④ 肺间质淋巴回流障碍。其中肺毛细血管静水压的快速增高导致跨血管的液体渗漏增加是急性心源性或容量过负荷性肺水肿的主要发病机制。

15. 急性心源性肺水肿的临床表现有哪些？

根据不同病程急性心源性肺水肿有以下临床表现：① 细胞内水肿期，表现为失眠、不安、心动过速、血压增高；② 间质性肺水肿期，表现为阵发性夜间呼吸困难、端坐呼吸、口唇发绀等；③ 肺泡性肺水肿期，表现为呼吸困难进行性加重，发绀明显、咳白色或粉红色泡沫痰；④ 休克期，表现为休克、意识模糊等。

16. 急性心源性肺水肿的一般治疗有哪些？

急性心源性肺水肿一般治疗包括：① 病因治疗，纠正心律失常、急性心梗血管再通、减慢输液速度或者透析治疗等;② 体位,可采取半坐位或坐位,减少回心血量;③ 氧疗,鼻导管吸氧或面罩给氧,必要时机械通气(无创或有创);④ 利尿或脱水治疗;⑤ 血管扩张剂等,利尿及扩张血管前需保证基本的循环内容量;⑥ 镇静。

17. 急性心源性肺水肿无创正压通气(NPPV)的指征是什么?

经过常规氧疗后患者呼吸窘迫症状、呼吸性酸中毒和(或)低氧血症持续存在,满足以下条件:具有气道保护能力,无需紧急气管插管,医护人员熟悉 NPPV 应用,除外 NPPV 禁忌证(心搏骤停、严重呼吸窘迫、血流动力学不稳定的心律失常、神志障碍、上消化道出血或穿孔、颌面部畸形影响佩戴面罩、严重上气道梗阻、患者无法主动配合、存在较高误吸风险等)。

18. 急性心源性肺水肿无创正压通气(NPPV)的常规设置是什么?

急性心源性肺水肿实施 NPPV 优先推荐设置为持续气道正压通气(CPAP)模式,CPAP 水平从低水平起,推荐 5~8 cmH$_2$O,可逐渐上调至 10~15 cmH$_2$O,吸入氧浓度设置维持 SpO$_2$>90% 即可。若患者同时合并有高碳酸血症,可设置双水平气道正压通气(BiPAP)模式,保证潮气量,将动脉血二氧化碳水平维持在正常范围内。

19. 急性心源性肺水肿有创通气的指征是什么?

对于无创正压通气(NPPV)治疗后 30 分钟至 2 小时内呼吸衰竭无改善,或存在 NPPV 禁忌证(心搏骤停、严重呼吸窘迫、影响血流动力学的心律失常、神志障碍、上消化道出血或穿孔、颌面部畸形影响佩戴面罩、严重上气道梗阻、患者无法主动配合、存在较高误吸风险等)以及不耐受 NPPV 患者,应尽早行气管插管有创机械通气,初始设置保证血氧饱和度高于 90% 即可。

20. 急性心源性肺水肿/心功能不全有创通气撤离的指征是什么?

引起患者急性心源性肺水肿的原发病改善(心肌梗死、心律失常、高血压、容量过负荷等);血流动力学稳定[无需或仅需小剂量血管活性药物去甲肾上腺素/多巴胺<5 μg/(kg·min)],心率<120 次/分;氧合改善,PaO$_2$/FiO$_2$≥150~200 mmHg(FiO$_2$<0.4),呼吸频率<35 次/分;无高热;患者可遵从指令动作。满足以上条件可评估撤离有创机械通气。

21. 乙醇雾化在急性肺水肿中的使用方法是什么？

乙醇湿化氧疗通过改善泡沫表面张力，减少泡沫产生，从而具有改善通气、缓解肺水肿所致低氧的作用。急性肺水肿患者在常规治疗基础之上（包括病因治疗、镇静、利尿等），应用氧气面罩进行雾化，但在湿化瓶中加入乙醇，考虑高浓度乙醇对气道的刺激作用，目前推荐的浓度为15%～20%，雾化气体可予加温。

第三节　麻醉治疗学在急性呼吸窘迫综合征(ARDS)中的应用

22. 急性呼吸窘迫综合征(ARDS)的柏林定义是什么？

发病时机：在已知诱因后，或新出现或原有呼吸系统症状加重后1周内发病；胸部影像学：双肺透光度减低，且不能完全用胸腔积液、肺不张或结节解释；肺水肿来源：无法用心功能不全或液体负荷过多解释的呼吸衰竭，如果没有危险因素，则需要客观评估（如心脏超声）排除静水压升高的肺水肿；低氧血症：呼气末正压（PEEP）/持续气道内正压（CPAP）$\geqslant$5 cmH$_2$O 时，轻度：200 mmHg＜PaO$_2$/FiO$_2$$\leqslant$300 mmHg；中度：100 mmHg＜PaO$_2$/FiO$_2$$\leqslant$200 mmHg；重度：PaO$_2$/FiO$_2$$\leqslant$100 mmHg。

23. 急性呼吸窘迫综合征(ARDS)的主要病理生理特点有哪些？

ARDS的基本病理生理特征包括低氧血症、肺毛细血管通透性增加而左室舒张末期压正常、肺顺应性下降、通气/血流比例失调和分流增加，其临床后果是顽固性低氧血症。其中最基本的病理生理改变是肺毛细血管内皮细胞和肺泡上皮细胞通透性增加所致的通透性肺水肿。由于肺内分流增多及死腔增加导致的有效肺泡通气量明显减少，是ARDS另一特征。在呼吸力学上表现为呼吸系统尤其是肺组织顺应性下降。

24. 急性呼吸窘迫综合征(ARDS)呼吸支持的方式有哪些？

轻度至中度ARDS（如150＜PaO$_2$/FiO$_2$$\leqslant$300 mmHg）患者可选择常规氧疗方法，包括鼻导管吸氧、面罩给氧或经鼻高流量氧疗（HFNC），而部分中、重度ARDS（PaO$_2$/FiO$_2$$\leqslant$150 mmHg）在 HFNC 或无创机械通气（NPPV）呼吸支持改善不明显情况下，应尽早实施气管插管并行有创机械通气，甚至包括体外膜肺氧合（ECMO）。

25. 急性呼吸窘迫综合征(ARDS)有创机械通气的原则有哪些？

在准确、及时判断病情严重程度基础上，建议对重症 ARDS 患者规范、有序实施"六步法"，包括：① 小潮气量通气(6 mL/kg，若平台压高于 30 cmH$_2$O，可进一步降低至 4 mL/kg)，监测平台压；② 实施肺复张和(或)设置适当水平呼气末正压(PEEP)/实施俯卧位通气或高频振荡通气；③ 评价氧合改善效果、静态顺应性和死腔，改善明显继续上述治疗，否则进入下一步；④ 吸入一氧化氮，数小时改善不明显进入下一步；⑤ 小剂量糖皮质激素；⑥ 实施体外膜肺氧合(ECMO)。

26. 急性呼吸窘迫综合征(ARDS)患者实施镇痛镇静的目的是什么？

ARDS 患者镇痛、镇静目的包括消除疼痛、焦虑和恐惧，降低呼吸氧耗，改善组织缺氧，改善肺顺应性，改善人机不协调，减少肺损伤的发生。镇痛、镇静可减少或消除疾病本身及医疗操作相关的疼痛、躁动引起的血流动力学波动，进而诱发的心脑血管事件。镇痛、镇静还可能在一定程度上调节 ARDS 患者炎症反应，降低应激反应。

27. 急性呼吸窘迫综合征(ARDS)机械通气患者常用疼痛评估量表与镇痛目标是什么？

对于能自主表达的患者应用数字评分表(numeric rating scale，NRS)评分，对于不能表达但可以观察躯体行为的患者应用重症监护疼痛观察量表(critical-care pain observation tool，CPOT)或行为疼痛量表(behavioral pain scale，BPS)评分。对于能自主表达的患者应用 NRS 评分，其目标值为<4 分；对于不能表达、运动能力良好、行为可观察的患者应用 BPS 评分或 CPOT 评分，其目标值为 BPS<5 分和 CPOT<3 分。

28. 急性呼吸窘迫综合征(ARDS)机械通气患者镇痛药物的主要种类和剂量是什么？

ARDS 机械通气患者常用镇痛药物包括吗啡、芬太尼、瑞芬太尼、舒芬太尼以及布托啡诺等，推荐剂量如下：芬太尼，负荷 0.35~0.5 μg/kg，维持量 0.7~1.0 μg/(kg·h)；吗啡，负荷 2~4 mg，维持 2~30 mg/h；瑞芬太尼，负荷 0.5~1.0 μg/kg 静脉(>1 分钟)，维持剂量 0.02~0.15 μg/kg/min；舒芬太尼，负荷 0.2~0.5 μg/kg，维持 0.2~0.3 μg/kg/h；布托啡诺，负荷 0.5~1 mg，维持 0.16~0.5 mg/h。使用体外膜肺氧合(ECMO)的 ARDS 患者一般首选吗啡镇痛，其他

ARDS 患者可优先选择芬太尼类镇痛,若患者短期内计划撤机,可优先考虑半衰期更短的瑞芬太尼镇痛。

29. 急性呼吸窘迫综合征(ARDS)机械通气患者常用躁动评估量表与镇静目标是什么?

ARDS 机械通气患者推荐使用 Richmond 躁动-镇静评分(Richmond Agitation-Sedation Scale,RASS)和镇静-躁动评分(Sedation-Agitation Scle,SAS)评估镇静深度。镇静的深浅程度应根据病情变化和患者器官储备功能程度而调节变化。RASS 评分为-2~+1 为浅镇静,而 RASS 评分-5~-3 为深镇静,以下情况建议深镇静:① 机械通气人机严重不协调;② 严重 ARDS 早期短疗程神经-肌肉阻滞剂、俯卧位通气、肺复张等治疗时。

30. 急性呼吸窘迫综合征(ARDS)机械通气患者镇静药物的主要种类和剂量是什么?

目前 ARDS 患者临床常用镇静药物包括苯二氮䓬类、丙泊酚及右美托咪定。推荐剂量如下:咪达唑仑,负荷剂量 0.01~0.05 mg/kg,维持剂量 0.02~0.10 mg/(kg·h);地西泮,负荷剂量 5~10 mg,维持剂量 0.03~0.10 mg/kg;丙泊酚:负荷剂量 5 μg/(kg·min),维持剂量 1~4 mg/(kg·h);右美托咪定,负荷剂量一般不超过 1 μg/kg,缓慢输注超过 10 分钟,维持剂量 0.2~0.7 μg/(kg·min)。

31. 急性呼吸窘迫综合征(ARDS)患者镇痛镇静有哪些并发症?

镇痛、镇静可能引起 ARDS 患者循环功能障碍(低血压、心动过缓甚至窦性停搏等)、呼吸功能抑制(降低自主排痰能力,增加呼吸机相关性肺炎风险)、消化功能抑制(恶心、便秘、腹胀、机械性肠梗阻等)、谵妄、ICU 获得性肌无力(ICU-Acquired Weakness,ICUAW)、深静脉血栓和褥疮等并发症,可能增加患者机械通气时间,延长 ICU 滞留时间及住院时间。

32. 急性呼吸窘迫综合征(ARDS)患者在哪些情况下应选择深镇静联合肌松剂?

ARDS 患者早期可能存在严重呼吸驱动增强,表现为呼吸窘迫,以下情况可根据临床实际实施深镇静联合肌松剂应用:① 气管插管;② 机械通气人机严重不协调；③ 严重 ARDS 早期单纯应用镇痛、镇静药物无法改善呼吸窘迫症状；④ 实施呼吸力学测量、俯卧位通气、肺复张等治疗时。建议 ARDS 患者肌松剂使用的时间不宜过长，尽量避免出现严重肌病等并发症。

33. 吸入麻醉（异氟烷）用于急性呼吸窘迫综合征（ARDS）镇静镇痛是否可行？

目前有研究表明 ARDS 患者应用吸入性麻醉药物（如异氟烷）可替代静脉镇痛、镇静药物（如阿片类镇痛药物及丙泊酚/咪达唑仑），并在 ARDS 患者中可减少阿片类药物用量、达到更深的镇静深度、更低的气道峰压，同时对血流动力学影响无差异。但由于受到专门设备及气体清除的限制，其应用尚未广泛开展。

第四节 麻醉治疗在睡眠呼吸暂停低通气综合征中的应用

34. 阻塞性睡眠呼吸暂停低通气综合征（OSAHS）相关术语定义有哪些？

（1）睡眠呼吸暂停（SA）：睡眠过程中口鼻呼吸气流消失或明显减弱（较基线幅度下降）≥90%，持续时间≥10 秒。

（2）阻塞性睡眠呼吸暂停（OSA）：指口鼻气流消失，胸腹式呼吸仍然存在。

（3）低通气：睡眠过程中口鼻气流较基线水平降低≥30% 并伴 SpO_2 下降≥4%，持续时间≥10 秒；或者口鼻气流较基线水平降低≥50% 并伴 SpO_2 下降≥3%，持续时间≥10 秒。

（4）呼吸暂停低通气指数（AHI）：睡眠中平均每小时呼吸暂停与低通气的次数之和。

35. 阻塞性睡眠呼吸暂停低通气综合征的定义是什么？

OSAHS 是指每夜 7 小时睡眠过程中呼吸暂停及低通气反复发作 30 次以上，或 AHI≥5 次/h。呼吸暂停事件以阻塞为主，伴打鼾、睡眠呼吸暂停、白天嗜睡等症状。

36. 阻塞性睡眠呼吸暂停低通气综合征的病理生理基础是什么？

OSAHS 的主要病理生理改变是睡眠过程中反复出现不同程度的低氧血症和（或）高碳酸血症及微觉醒，引起机体多系统、多器官的功能损害。其发病机制目前包括以下几个方面：上气道解剖异常、通气控制稳定性、上气道肌肉及其神经调节损伤、临界闭合压、低觉醒阈值、高环路增益等。

37. 阻塞性睡眠呼吸暂停低通气综合征的临床表现有哪些？

夜间睡眠中打鼾且鼾声不规律，呼吸及睡眠节律紊乱，反复出现呼吸暂停及觉醒，或患者自觉憋气，夜尿增多，晨起头痛、口干，白天嗜睡明显，记忆力下降，严重者可出现心理、智力、行为异常；并可能合并高血压、冠心病、心律失常、心力衰竭、慢性肺源性心脏病、卒中、2型糖尿病及胰岛素抵抗、肾功能损害以及非酒精性肝损害等，并可有进行性体重增加。

38. 阻塞性睡眠呼吸暂停低通气综合征的常规检查项目有哪些？

OSAHS常规检查项目包括身高、体重、体重指数（BMI）、血压（睡前和醒后）、颈围、评定颌面形态（重点观察有无下颌后缩、下颌畸形）、鼻腔、咽喉部检查（有无悬雍垂肥大、扁桃体肿大及其程度）、舌体肥大及腺样体肥大、红细胞计数、红细胞压积、红细胞平均体积及血红蛋白浓度、动脉血气分析、X线头影测量（包括咽喉部测量）及胸片、心电图等。还包括高危因素、并发症筛查及甲状腺检查。

39. 阻塞性睡眠呼吸暂停低通气综合征的临床常用诊断技术有哪些？

OSAHS常用诊断技术包括：① 多导睡眠监测（PSG）：包括脑电图、二导眼电图、下颌颏肌电图、心电图、口鼻呼吸气流和胸腹呼吸运动、动脉血氧饱和度、体位、鼾声、胫前肌电图等；② 初筛便携式诊断仪检查；③ 嗜睡程度评价：嗜睡的主观评价主要有Epworth嗜睡量表（ESS）和斯坦福嗜睡量表（SSS），现多采用ESS嗜睡量表。

40. 阻塞性睡眠呼吸暂停低通气综合征诊断标准是什么？

临床有典型的夜间睡眠打鼾伴呼吸暂停、日间嗜睡（Epworth嗜睡量表评分≥9分）等症状，查体发现咽腔狭窄、扁桃体肿大、悬雍垂粗大、腺样体增生，呼吸暂停低通气指数（AHI）每小时≥5次者可诊断OSAHS；对于ESS<9分，AHI≥10次/分，或AHI每小时≥5次同时存在认知功能障碍、高血压、冠心病、脑血管病、糖尿病和失眠等1项或以上OSAHS并发症者也可确诊。

41. 阻塞性睡眠呼吸暂停低通气综合征的合并症和并发症有哪些？

OSAHS 常见合并症及并发症包括：引起或加重高血压；冠心病、夜间心绞痛及心肌梗死；夜间发生严重心律失常、室性早搏、心动过速、窦性停搏、窦房传导阻滞或房室传导阻滞；2 型糖尿病及胰岛素抵抗；夜间反复左心衰；卒中；癫痫发作；精神异常：焦虑、抑郁、言语混乱等；肺动脉高压及肺源性心脏病；呼吸衰竭；夜间发作的支气管哮喘；继发性红细胞增多及血黏度增高；遗尿；性功能障碍；阳痿及性欲减退；胃食管反流；神经衰弱等。

42. 阻塞性睡眠呼吸暂停低通气综合征的一般治疗方法有哪些？

OSAHS 一般治疗包括基础疾病治疗（如应用甲状腺素治疗甲状腺功能减低等）、有效控制体重和减肥、戒酒、戒烟、慎用镇静促眠药物、侧卧位睡眠等。

43. 口腔矫正器在阻塞性睡眠呼吸暂停低通气综合征中的应用指征和禁忌证是什么？

适用于单纯鼾症及轻中度的 OSAHS 患者，特别是有下颌后缩者。对不能耐受持续无创正压通气（CPAP）、不能手术或手术效果不佳者可试用，也可作为 CPAP 治疗的补充或替代治疗措施。禁忌证：重度颞下颌关节炎或功能障碍，严重牙周病，严重牙列缺失者。

44. 外科治疗在阻塞性睡眠呼吸暂停低通气综合征中的应用指征是什么？

仅适用于手术确实可以解除上气道阻塞的患者，需严格掌握手术适应证。这类手术仅适合于上气道口咽部阻塞（包括咽部黏膜组织肥厚、咽腔狭小、悬雍垂肥大、软腭过低、扁桃体肥大）并且呼吸暂停低通气指数（AHI）每小时＜20 次；肥胖者及 AHI 每小时＞20 次者均不适用。该类方法通常不作为初始治疗手段，且存在一定的复发率。

45. 无创正压通气在阻塞性睡眠呼吸暂停低通气综合征中的应用指征有哪些？

无创正压通气是应用包括：① 中、重度 OSAHS 患者（呼吸暂停低通气指数每小时 AHI＞15 次）；② 轻度 OSAHS（AHI 每小时 5～15 次）患者，但症状明显（如白天嗜睡、认知障碍、抑郁等），合并或并发心脑血管疾病和糖尿病等；③ 经过其他治疗（如悬雍垂腭咽成形术口腔矫正器等）后仍然存在 OSA；④ OSAHS 合并 COPD 患者；⑤ OSAHS 患者围术期治疗。

46. 无创通气在阻塞性睡眠呼吸暂停低通气综合征中的禁忌证有哪些？

以下情况慎用或禁用：① 胸部 X 线或 CT 发现肺大泡；② 气胸或纵隔气肿；③ 血压明显降低（低于 90/60 mmHg）或休克时；④ 急性心肌梗死患者血流动力学不稳定；⑤ 脑脊液漏、颅脑外伤或颅内积气；⑥ 急性中耳炎、鼻炎、鼻窦炎感染未控制时；⑦ 青光眼。

47. 无创通气在阻塞性睡眠呼吸暂停低通气综合征中如何设置参数？

用于 OSAHS 治疗的无创正压通气主要有 2 种模式：持续气道正压（CPAP）和双水平气道正压（BiPAP），其中 CPAP 作为大多数 OSAHS 一线治疗的选择，而针对合并有慢性高碳酸血症、长期使用阿片类药物、呼吸肌无力等患者可能从 BiPAP 中获益。CPAP 需通过压力滴定设置合适压力，从低压开始，推荐 4 cmH$_2$O，逐渐增加 CPAP 压力，增幅通常为 1~2 cmH$_2$O，每个压力水平至少持续 5 分钟，最佳滴定压力应该能将呼吸事件的频率降低至<5 次/分，至少持续 15 分钟。

第五节 麻醉治疗在间质性肺疾病中的应用

48. 肺泡蛋白沉积症（PAP）的定义是什么？

PAP 是一种以肺泡腔内大量沉积磷脂蛋白样物质为特点的肺部弥漫性疾病，特征是远端气腔有过碘酸希夫染色（PAS）阳性的无定形脂蛋白物质蓄积。

49. 肺泡蛋白沉积症的发病机制是什么？

根据可能的发病机制不同，PAP 可分为 3 类：获得性 PAP，粒-巨噬细胞集落刺激因子（GM-CSF）信号传导紊乱（自身免疫性和遗传性 PAP）；先天性 PAP，表面活性物质生成障碍（先天性 PAP）；继发性 PAP，与职业相关粉尘暴露、血液系统恶性肿瘤或发生于因髓系恶性肿瘤行异基因造血干细胞移植后。各类型 PAP 的发生都是因为 GM-CSF 的水平或者功能降低，和（或）肺泡巨噬细胞对肺表面活性物质的清除受损。

50. 肺泡蛋白沉积症的临床表现有哪些？

PAP 在成人中通常隐匿发病，约 1/3 的患者无症状，约 20% 患者急性起病。

主要临床症状包括进行性活动后呼吸困难(52%～94%)、咳嗽(23%～66%)、咳痰(1%～4%)、乏力(0%～50%)、体重减轻(0%～43%)和低热(1%～15%),在数周至数月中发生。干咳较常见,偶有咳黏稠胶冻样痰。

51. 肺泡蛋白沉积症全肺灌洗术的应用指征有哪些?

全肺灌洗是目前治疗 PAP 最有效的方法,其适应证包括:PAP 诊断明确;肺内分流>10%;患者呼吸困难症状明显;显著的运动后低氧血症。

52. 双腔气管插管下肺泡蛋白沉积症全肺灌洗如何实施?

一般在全麻下经双腔气管导管进行全肺灌洗,必要时可予纤维支气管镜引导,确保定位准确,套囊充气封闭气道,单肺机械通气。首先选择病变严重侧肺进行,侧卧位固定,灌洗肺在下,纯氧通气 20 分钟,灌洗侧气管插管口接三通,分别注入预热生理盐水及接负压吸引瓶,预热盐水注入随后吸出,每次灌洗 500～1 000 mL,吸出量应等于灌洗液量,每次丢失不超过 150 mL,反复进行直至灌洗液完全清亮,一侧肺需要 10～20 L 生理盐水,术后吸出残余盐水纯氧通气。

53. 肺泡蛋白沉积症全肺灌洗术如何评估疗效及预后?

PAP 患者全肺灌洗术反应良好,有 30%～50% 的患者经一次全肺灌洗治疗后病情明显改善,部分患者每隔 6～12 个月则需重复全肺灌洗治疗,少数患者病情呈进行性进展,尽管反复多次行全肺灌洗,但仍死于呼吸衰竭。

54. 全肺灌洗有哪些并发症?

全肺灌洗的主要并发症为低氧血症,但可通过提高吸入氧浓度改善。其他并发症包括:肺内分流增加、灌注生理盐水流入对侧肺、低血压、支气管痉挛、肺不张、肺部感染等。

55. 全肺灌洗的应用范围还包括哪些疾病?

个别报道全肺灌洗可用于治疗外源性脂质性肺炎及急性硅肺,但暂无大样本临床研究对其有效性进行评估。

(于歆 欧阳文)

参考文献

[1] 蔡柏蔷,李龙芸.协和呼吸病学[M].北京:中国协和医科大学出版社,2012.

[2] 中华医学会呼吸病学分会哮喘学组.支气管哮喘防治指南(2020年版)[J].中华结核和呼吸杂志,2020,43(12):1023-1048.

[3] GOYAL S, AGRAWAL A. Ketamine in status asthmaticus: A review[J]. Indian J Crit Care Med, 2013, 17(3): 154-161.

[4] FARSHADFAR K, SOHOOLI M, SHEKOUHI R, et al. The effects of nebulized ketamine and intravenous magnesium sulfate on corticosteroid resistant asthma exacerbation: a randomized clinical trial[J]. Asthma Res Pract, 2021, 7(1): 15.

[5] KNIGHTLY R, MILAN S J, HUGHES R, et al. Inhaled magnesium sulfate in the treatment of acute asthma[J]. Cochrane Database Syst Rev, 2017, 11: CD003898.

[6] Bronchial thermoplasty for asthma[J]. Med Lett Drugs Ther, 2010, 52(1345): 65-66.

[7] SMIRNOV D A, PLASHCHEVSKII A T. [Retrosternal novocaine blockade in the treatment of severe forms of bronchial asthma and status asthmaticus][J]. Anesteziol Reanimatol, 1991, (2): 49-50.

[8] GOEL A C. Auricular nerve block in bronchial asthma[J]. J Indian Med Assoc, 1981, 76(7-8): 132-4.

[9] 田秋姣,刘欣,黄宏烨,等.乙醇湿化剂浓度与温度在氧疗过程中不同时间段的变化[J].护理学杂志,2012,27(5):66-67.

[10] MEISER A, GROESDONK H V, BONNEKESSEL S, et al. Inhalation Sedation in Subjects With ARDS Undergoing Continuous Lateral Rotational Therapy[J]. Respir Care, 2018, 63(4): 441-447.

[11] KERMAD A, SPELTZ J, DANZIGER G, et al. Comparison of isoflurane and propofol sedation in critically ill COVID-19 patients-a retrospective chart review[J]. J Anesth, 2021, 35(5): 625-632.

[12] 中华医学会,中华医学会杂志社,中华医学会全科医学分会,等.成人阻塞性睡眠呼吸暂停基层诊疗指南(2018年)[J].中华全科医师杂志,2019,18(1):21-29.

[13] 蔡后荣,张湘燕,李惠萍.实用间质性肺疾病[M].北京:人民卫生出版社,2016.

[14] 刘大为.实用重症医学[M].北京:人民卫生出版社,2017.

第七章

腹部疾病麻醉治疗

第一节　麻醉治疗在慢性腹壁痛中的应用

1. 慢性腹壁痛常见原因有哪些？

引起慢性腹壁痛的原因多种多样,其中以腹壁前皮神经卡压、腹壁肌筋膜痛、滑动肋综合征及带状疱疹等为多见。此外,盆神经痛、腹壁疝或腹部术后疼痛,以及妇女慢性盆腔疼痛也是引起慢性腹壁痛的常见原因。

2. 腹壁痛的特点？

(1) 疼痛常常是持续的或波动的,且腹内疼痛轻微。
(2) 疼痛强度与姿势有关(如平躺、坐位、站立)。
(3) 疼痛与进食、肠道功能无关。
(4) 卡奈特征(Carnett 试验)阳性。
(5) 压痛范围小,一般在几厘米范围内。
(6) 触痛点常发生在腹直肌外侧缘或肌肉或筋膜的附着处。
(7) 刺激触痛点引起疼痛或可使疼痛范围扩大。

3. 腹内痛的特点？

(1) 常有恶心、呕吐、体重减轻。
(2) 伴随腹泻、便秘或排便习惯改变。
(3) 通过进食或排便,腹痛无明显变化。
(4) 出现黄疸或肝功能异常。

(5) 出血或贫血。

(6) 实验室检查可有白细胞计数增高、血沉加快、C反应蛋白水平增高等。

(7) 卡奈特(Carnett)试验阴性。

4. 简单、快速鉴别疼痛来源于腹壁或腹内，有什么方法，有什么临床意义？

可采用卡奈特(Carnett)试验。具体操作方法是：出现可疑慢性腹壁疼痛时，要求患者绷紧并收缩腹壁、抬高下肢或不借助手臂抬起上身，此时腹壁紧张可使腹壁痛减轻。检查者用手指压迫腹壁最痛点，腹壁收缩时疼痛逐渐加剧，即卡奈特试验阳性。反之，当患者腹壁紧张时疼痛明显减轻，表明腹痛为腹腔脏器，即卡奈特试验阴性。卡奈特试验是鉴别腹腔内脏器痛或腹壁痛的一种简单又有效的诊断措施。

5. 什么是前皮神经卡压综合征？

前皮神经卡压综合征(anterior cutaneousnerve entrapment syndrome，ACNES)是指胸腹壁或腰背部的局部炎症、水肿、纤维化粘连等原因，导致腹壁前皮神经受到压迫引起的一组症状，包括与受累前皮神经的压痛点相关的前腹壁的严重刀割样疼痛，疼痛放射到腹白线内侧，大部分不超过中线。

6. 腹壁前皮神经的解剖？

T_7~T_{11}肋间神经、肋下神经前皮支从腹横肌平面穿出后，向内走行于腹直肌鞘，在腹直肌后侧，后鞘浅面向前下走行，在距离腹直肌外侧缘1~4 cm向上进入腹直肌，继而穿出前鞘进入皮下组织，期间分出外侧皮支和内侧皮支，支配腹直肌表面皮肤的感觉。

7. 前皮神经卡压综合征的疼痛有什么特点？

前皮神经卡压综合征患者常有明显的压痛点，当触及压痛点时可表现为明显的疼痛，常表现为刺痛或严重刀割样疼痛，向内侧放射，且大部分不超过中线。疼痛随体位变化被诱发或加重，表现为仰卧起坐征阳性。

8. 什么是肌筋膜疼痛综合征？

肌筋膜疼痛综合征(myofascial pain syndrome，MPS)是由肌筋膜激痛点(myofascial trigger points，MTrPs)所引起的好发于骨骼肌的无菌性炎性疾病，多表现为局部疼痛及牵涉痛。

9. 肌筋膜疼痛综合征的特征表现有哪些？

肌筋膜疼痛综合征的特征表现在僵硬肌肉的紧张带中出现异常局灶性挛缩点、自发性疼痛、牵涉痛和痛觉过敏以及不同程度的感觉和运动功能障碍。

10. 什么是滑动肋综合征？

滑动肋综合征（slipping rib syndrome，SRS）又称卡嗒响肋、肋尖综合征、创伤性肋间神经炎等，是指发生于下肋骨（好发于第 10、11 肋，也可见于第 12 肋）前端肋软骨间关节异常活动导致的无菌性炎症，常表现为胸部下方季肋部的疼痛。

11. 滑动肋综合征的典型临床表现是什么？

滑动肋综合征的典型表现是在身体转动时出现上腹部针刺样疼痛和"卡嗒"声，手弯成钩形向前牵拉肋骨而发生疼痛。

12. 慢性腹壁痛的常用治疗方法有哪些？

常用的方法有理疗、中医中药治疗、口服药物治疗、局麻药注射治疗、化学神经松解术、脉冲射频治疗等，对于药物难治性或反复发作的严重病例，手术减压和神经切断是治疗的最终选择。

13. 慢性腹壁痛的诊治流程？

出现可疑慢性腹壁痛，首先应详细询问病史，根据临床表现进行体格检查，必要时进行相应的实验室检查和影像学检查，进行初步的诊断，对于卡奈特试验阳性的患者，可进行局麻药＋糖皮质激素注射诊断性治疗，如疼痛缓解，可根据情况重复注射治疗数次，对于反复发作且症状明显者，可考虑进行射频治疗或手术治疗。对于卡奈特试验阴性或怀疑腹内疾病的患者，请专科会诊进一步诊治。

14. 麻醉治疗相比其他治疗，有什么意义或优势？

早期、正确的诊断慢性腹壁痛可以减轻患者的心理压力，明显减少患者的就诊次数，缓解疼痛的同时减少医疗费用。对于卡奈特试验阳性的患者，局部麻醉剂（加或者不加激素）痛点注射治疗，不仅能够更加明确疼痛的来源，而且是疼痛缓解的最佳方式之一，重复治疗甚至可以长期缓解。

15. 超声引导的注射治疗相比封闭疗法,有什么优势?

超声引导的注射治疗,是利用超声容易分辨肌肉、筋膜、血管、神经等结构优势,在直接、连续、可视的视野下进行治疗,不仅定位精准,更能全程在超声影像下直观穿刺针的路线,以及药物的注射靶点和扩散范围,因此,药物使用更少的同时,疗效反而更好,且神经损伤、出血、局麻药中毒等发生率更小。

16. 慢性腹壁痛常用的注射药物有哪些?有什么注意事项?

常用注射用药主要有局部麻醉药和糖皮质激素。注射时应注意:① 如有条件,尽量使用可视化技术,如超声引导注射治疗;② 操作者应熟悉穿刺部位解剖,对于特殊部位(如血管、神经、胸腔、硬膜外腔等)应十分谨慎,防止出现意外;③ 注射时应回抽,防止药物入血;④ 对于有严重凝血功能障碍的患者,应警惕出血风险;⑤ 对于有控制不佳的严重高血压、糖尿病,或糖皮质激素禁忌证的患者,谨慎使用糖皮质激素;⑥ 必须备有抢救药品。

第二节 麻醉治疗在慢性盆腔炎中的应用

17. 什么是慢性盆腔炎?

慢性盆腔炎是女性内生殖器及其周围结缔组织和盆腔腹膜发生的慢性感染性疾病,常为急性盆腔炎未彻底治疗导致,亦可无急性盆腔炎症病史过程。

18. 慢性盆腔炎的主要临床表现有哪些?

慢性盆腔炎临床可表现为不孕、异位妊娠、慢性盆腔痛、盆腔炎性疾病反复发作、月经异常等。

19. 慢性盆腔炎的诊断与鉴别诊断?

(1) 诊断:① 急性盆腔炎病史;② 下腹坠胀痛、腰痛等;③ 妇科检查提示子宫多后倾、活动受限或粘连固定,或输卵管增粗压痛,或触及囊性包块,或子宫旁片状增厚压痛等;④ B 超见慢性盆腔炎改变。

(2) 鉴别诊断:子宫内膜异位症、盆腔肿瘤、慢性阑尾炎等。

20. 慢性盆腔炎的综合治疗主要有哪些方面？

慢性盆腔炎的综合治疗方法主要包括心理疗法、抗生素治疗、手术治疗、物理治疗、中药治疗、针灸疗法及神经阻滞治疗等。

21. 慢性盆腔炎的药物治疗，常有哪些？

慢性盆腔炎的药物治疗有西药和中药2种。西药主要有抗生素、非甾体抗炎药、弱阿片类药、抗抑郁药、醋酸甲羟孕酮等；中药治疗主要为活血化瘀、清热解毒药物，主要通过中药口服、中药灌肠治疗等方法。

22. 慢性盆腔炎常用的神经阻滞镇痛治疗有哪些方法？

慢性盆腔炎充裕的神经阻滞治疗主要包括外周神经阻滞（髂腹股沟神经、生殖股神经、阴部神经阻滞等）、硬膜外腔阻滞、交感神经阻滞（下腹下神经丛及奇神经节阻滞等），或在腹壁、阴道等局部注射局麻药等。

23. 难治性慢性盆腔痛，可采用哪些麻醉治疗方法？

难治性慢性盆腔痛的麻醉治疗有射频神经调节或神经毁损、脊髓电刺激、植入式鞘内药物输注系统等方法。

24. 中医治疗慢性盆腔炎有什么优势？

目前，西医主要采用抗生素类药物治疗慢性盆腔炎，长期使用易增加耐药性，导致治疗效果降低，且停药后疾病易复发，总体疗效不甚理想。中医辨证施治，治疗方法多样，疗效显著，复发率低，可以有效缓解盆腔炎症状，且价格低廉，不良反应小，在临床过程中易被患者接受。

第三节　麻醉治疗在慢性功能性便秘中的应用

25. 慢性功能性便秘的定义及分型？

慢性功能性便秘（chronic functional constipation，CFC），指机体不存在器质性消化系统疾病的前提条件下，出现包括大便不畅以及粪便硬和排便困难以及排便次数减少等症状，并持续6个月以上。根据其病因及病理特征，CFC可以分为慢性传输型（slow transit con-stipation，STC）、出口梗阻型（outlet obstructive constipation，OCC)和混合型。

26. 慢性功能性便秘的主要原因有哪些？

主要原因有高龄、性别(女性)、经济状况、文化程度、生活方式、饮食习惯、精神心理因素等。另外，可能与遗传易感性和生活环境有一定关联。

27. 慢性功能性便秘的诊断？

(1) 西医对慢性功能性便秘进行诊断的主要依据就是罗马Ⅳ诊断标准；

(2) 中医则是根据《便秘诊治的暂行标准》来诊断便秘病，满足以下其中一条即可诊断。① 排便的相关周期变长，并且很明显，主动排便频率＜3次/周，或者长期不想排便；② 虽然排便的相关周期没有变长，但是粪便的质地十分干燥，形状就像羊粪球一样，粪便难以排出。

28. 慢性功能性便秘的非手术治疗方式主要有哪些？

(1) 药物治疗。主要包括通便药、促动力剂、促分泌药、胆汁酸转运体抑制剂、外周μ阿片受体拮抗剂以及益生菌及抗焦虑、抗抑郁药、中药等。

(2) 非药物治疗。主要有生物反馈治疗、骶神经调节术、振荡胶囊、粪菌移植、针灸等及生活方式调节等。

29. 何为骶神经调节术？

骶神经调节术(Sacral neuromodulation，SNM)又称骶神经电刺激术(sacral nerve stimulation，SNS)，是利用介入技术将低频电脉冲连续施加于特定骶神经，以此兴奋或抑制神经通路，调节异常的骶神经反射弧，进而影响并调节膀胱、尿道/肛门括约肌、盆底等骶神经支配靶器官的功能，从而达到治疗效果的一种神经调节技术。

30. 除了顽固性便秘，骶神经调节术还有哪些适应证？

(1) 适应证：难治性急迫性尿失禁、顽固性尿频-尿急综合征、特发性尿潴留、排便功能障碍等；

(2) 相对适应证：神经源性膀胱、盆底疼痛综合征、间质性膀胱炎等。

31. 骶神经调节术治疗顽固性便秘的疗效如何？

2015年美国、欧洲神经胃肠病和动力学会共识以及中国2019年慢性便秘专家共识，均推荐骶神经调节术，可用于常规内科治疗无效的顽固性便秘。有Meta分析结果显示，骶神经调节术治疗便秘的总体应答率为56.9%，总体远期有效率为40.1%，永久性骶神经刺激器植入后远期有效率达到73.2%。但因样本量及随访时间等限制，远期疗效有待于进一步研究与观察。

32. 骶神经调节术的禁忌证？

骶神经调节术的禁忌证主要有需要行永久高频热疗法治疗、需要定期磁共振检查（颅骨除外）、局部感染、无法植入电极的骨骼病以及有完全截瘫的患者等。

33. 骶神经调节术相比传统药物或者手术治疗，有什么优势？

（1）在植入永久电极之前，先植入临时电极观察效果，可以减少疗效不确切等意外的发生。

（2）具有可逆性，如发生严重并发症可完整去除植入物，避免病情恶化。

（3）具有可调控性，患者和医生可通过特殊仪器根据病情需要、病情进展进行调控。

（4）具有低侵蚀性和低并发症的特点。

（5）临床效应已经得到广泛的认可，可以有效提高患者生活质量。

34. 骶神经调节术并发症有哪些？

骶神经调节术的并发症主要包括植入位点的疼痛、新发疼痛、感染、肠道功能变化、短暂轻度的电击感，以及电极移位、技术或设备引起的不良反应等。

35. 针灸治疗不同类型慢性功能性便秘的选穴有什么特点？

目前针灸治疗功能性便秘以胃经和膀胱经的特定穴为主，临床没有统一的标准。针对临床研究及相关报道分析，对慢性传输型便秘多选取结肠所在体表投射部位穴位，如天枢、大横、腹结、气海、大肠俞、肾俞等穴，而治疗出口梗阻型便秘多选取盆底部位穴位，如长强、次髎、中髎、白环俞等穴。因此，针灸治疗慢性功能性便秘，主要遵循局部取穴、俞募相配的选穴原则，并在此基础上辨证取穴，随症加减。

36. 针灸治疗慢性功能性便秘的优势体现在哪里？

（1）能有效改善便秘症状，改善患者心理症状，在提高患者生活质量的同时，具有较好的远期治疗效应。

（2）与单纯通便药/生物反馈治疗相比，单独采用针刺或结合药物/生物反馈治疗，可以提高疗效，减少不良反应，缩短疗程，减轻患者的痛苦，经济且安全。

（3）改善慢性功能性便秘（CFC）不同病理环节。针对慢性传输型便秘（STC），针刺可以改善肠道动力、肠道神经系统及神经递质分泌；针对出口梗阻型便秘（OCC），可以协调盆底肌群协同运动，改善肛门直肠动力。

第四节　麻醉治疗在非创伤性急腹症中的应用

37. 什么是非创伤性急腹症？

非创伤性急腹症（non-traumatic acute abdomen，NTAA）是指腹腔内、腹壁、胸部或全身性疾病引起的急性腹痛，发病时间短于1周，可能需要手术等紧急干预。

38. 非创伤性急腹症的常见病因有哪些？

非创伤性急腹症（NTAA）的常见病因包括急性阑尾炎、急性胰腺炎、憩室炎、胃炎、盆腔炎、胆石症、输尿管结石、消化道溃疡穿孔、肠梗阻，以及因血管性疾病导致的疾病，如腹主动脉瘤、肠系膜动脉缺血、主动脉夹层破裂等。

39. 非创伤性急腹症对机体有什么影响？

非创伤性急腹症常导致急性腹痛，可使患者心率增快、血压增高、心肌耗氧和心肌负荷增加，从而增加心肌缺血及心肌梗死的风险；还会引起交感神经系统兴奋性增加，导致全身组织的氧耗增加，胃肠道蠕动减弱，尿道、膀胱肌肉动力减弱引起尿潴留。此外，还可导致患者情绪焦虑、无助、沮丧等。

40. 非创伤性急腹症能行早期止痛治疗吗？

传统观点认为，非创伤性急腹症患者在未明确诊断之前不能使用镇痛药，以避免因使用镇痛药掩盖病情、改变体征，影响对病情的准确判断，甚至导致误诊、误治。随着循证医学的发展，越来越多的国内外研究结果表明，早期、正确的使用镇痛药不仅可以明显减轻非创伤性急腹症患者的疼痛、改善其感受，且不影响诊断的准确性。

41. 非创伤性急腹症的疼痛评估？

应该对疼痛的性质和程度进行评估。疼痛的性质包括刀割样痛、烧灼样痛、隐痛、绞痛等；疼痛的程度常使用疼痛程度评估量表表示，正常交流患者常使用数字分级法（NRS）量表，交流困难患者可使用 Wong-Baker 面部表情评估腹痛程度。

42. 常用镇痛药的不良反应怎么评估？

镇痛药物的不良反应常包括恶心、呕吐、镇静等，常使用恶心评分、呕吐评分（无恶心、呕吐为 0 分，最剧烈的恶心、呕吐为 10 分）及镇静评分（清醒为 0 分，呼之睁眼为 1 分，摇晃身体能睁眼为 2 分，不能唤醒为 3 分）进行总体评估。对于恶心评分≥6 分、呕吐评分≥6 分、镇静评分≥2 分，三者有其一，为不良反应不能耐受，表示需要调整镇痛方案。

43. 非创伤性急腹症常用的镇痛剂有哪些？

非创伤性急腹症（NATT）常用的镇痛剂有对乙酰氨基酚、非甾体类抗炎药、曲马多、阿片类药物等。

44. 非创伤性急腹症（NATT）的镇痛药物联合应用主要包括哪些？

（1）对乙酰氨基酚与非甾体抗炎药（NSAIDs）联合使用，可发挥镇痛相加或协同作用，提高镇痛效果。

（2）对乙酰氨基酚与曲马多或阿片类药物联合使用，联合应用可在达到同等镇痛效果的前提下减少阿片类药物用量。

（3）NSAIDs 与曲马多或阿片类药物联合使用，使用常规剂量的 NSAIDs 可减少阿片类药物用量。

（4）必要时可联合使用 3 种作用机制不同的药物实施多靶点镇痛。

45. 非创伤性急腹症（NATT）早期镇痛治疗常用的用药方法主要有哪些？

（1）皮下注射或肌肉注射，为急诊环境下的首选给药方法。

（2）静脉注射，为急诊环境下作为第二推荐给药方法。

（3）直肠给药，可用于口服或输液困难，且存在皮下注射禁忌的患者。

（4）口服用药，因起效慢，吸收率不高，只限于不需要急诊手术且神志清醒、胃肠道功能良好的轻中度疼痛的控制。

46. 非创伤性急腹症实施镇痛前有哪些注意事项？

镇痛实施前应告知患者及家属用药后的注意事项，尤其是疼痛缓解后不应轻视非创伤性急腹症的病情严重性，应按照医师的建议继续诊疗；医师在加强监测的同时，进一步观察和检查，查明疼痛的病因，采取针对病因的干预措施或手术治疗，切勿因疼痛缓解而延误原发病的诊治或漏诊。

47. 非创伤性急腹症实施镇痛后要进行哪些评估？

应在使用镇痛剂后每隔30分钟对患者进行评估，包括疼痛程度、镇痛效果，不良反应、患者是否满意等。

48. 非创伤性急腹症的早期镇痛流程？

（1）进行详细的问诊和体格检查，评估是否有早期镇痛的需求及禁忌证。

（2）若无禁忌证，可根据疼痛情况行镇痛治疗。轻度疼痛（VAS 1～3分）可暂时不予镇痛剂或给予小剂量对乙酰氨基酚；中度疼痛（VAS 4～5分）可给予对乙酰氨基酚、NSAIDs类药物、曲马多甚至阿片类药物；重度疼痛（VAS 6～7分）和极重度疼痛（VAS 8～10分），可根据患者情况，考虑对乙酰氨基酚、NSAIDs、曲马多或阿片类药物的联合使用。

（3）用药后30分钟评估镇痛效果、处理不良反应，并根据情况调整剂量或方案。

49. 对于疑似胆管炎、胰腺炎的非创伤性急腹症患者，早期镇痛有什么需要特别注意的？

由于杜冷丁、吗啡等阿片类药物均存在不同程度的收缩Oddis括约肌的作用而导致胆道压力升高，存在加重胆管炎、胰腺炎的风险，因此，对于此类非创伤性急腹症（NATT），若无禁忌，可首选非甾体抗炎药（NSAIDs），同时辅助性给予解痉药。

第五节　麻醉治疗在术后肠麻痹中的应用

50. 什么是术后肠麻痹？

术后肠麻痹（postoperative ileus，POI）也称为术后胃肠道功能障碍，是外科手术后常见且重要的并发症,为一种非机械性肠道动力障碍,表现为术后恶心、呕吐、腹胀、排气排便延迟以及食物耐受不良。

51. 术后肠麻痹的主要临床表现有哪些?

术后肠麻痹的临床表现多样,部分患者无任何症状,大部分患者表现为恶心、呕吐、腹胀、排气或排便延迟、肠梗阻、消化道出血,甚至可引起肠源性感染及继发性多器官功能障碍。

52. 术后肠麻痹的主要危害有哪些?

术后肠麻痹不仅会使患者产生腹痛、腹胀、恶心、厌食、排气、排便延迟等症状,而且还可能导致机体营养不足、肠黏膜屏障受损、细菌内毒素移位、全身炎性反应加重,甚至引起肠源性感染及多器官功能衰竭,最终导致术后感染等并发症发生率增加、住院时间延长、住院费用增加、生活质量下降。

53. 术后肠麻痹的主要危险因素有哪些?

(1) 直接因素:围术期引起的胃肠道血流低灌注的各种疾病,比如严重创伤、休克、腹腔感染等。

(2) 患者因素:高龄、男性、低蛋白血症、阿片类药物成瘾、腹部手术史、合并多器官功能不全、内环境紊乱等。

(3) 麻醉与镇痛因素:麻醉因素导致胃肠道低灌注、阿片类药物的应用等。

(4) 手术因素:手术应激导致术后胃肠动力恢复延迟,应激导致交感兴奋,肠黏膜屏障受损,术后并发症等。

54. 术后肠麻痹目前主要治疗方法有哪些?

(1) 营养治疗:如术后早期进食、肠内营养。

(2) 手术和麻醉:微创操作、缩短腹腔暴露时间、减少阿片类药物的使用、术后多模式镇痛等。

(3) 围术期液体治疗:限制性液体治疗(有争议)、液体治疗个体化。

(4) 抗炎治疗:抗感染药物、非甾体药物以及其他促炎因子的抑制剂。

(5) 中医药治疗:人参皂苷等中药制剂或针灸。

(6) 精神心理与神经治疗:减轻患者的焦虑和心理负担、腹部迷走神经刺激等。

(7) 其他治疗：如嚼口香糖、早期拔除胃管、早期下床活动。

55. 针对手术因素，从哪些方面可以减少术后肠麻痹？

(1) 个体化的术前肠道准备（口服泻剂或清洁灌肠或机械性肠道准备联合口服抗生素等）及科学的禁饮禁食，可以减少患者液体及电解质的丢失，减少术后肠麻痹发生。

(2) 根据肠麻痹的发生机制，减少应激和炎性反应的技术可以减轻肠麻痹，如手术中轻柔处理组织和微创技术。

(3) 缩短腹腔暴露时间可有效降低麻痹发生率。

(4) 给予适当抗感染、应用改善微循环的药物，能减少炎性因子对胃肠道的刺激，从而缩短麻痹发生的时间。

56. 从麻醉方面着手，哪些因素可以减少术后肠麻痹的发生？

(1) 术前评估和宣教：术前详细询问病史，全面筛查营养状况及术前合并症，缓解焦虑情绪，提高患者的参与度及配合度。

(2) 术前合理的禁饮、禁食。

(3) 麻醉方式：相比全身麻醉，神经阻滞及硬膜外麻醉术后胃肠动力恢复更快。

(4) 麻醉药物：尽量减少围手术期阿片类药物的用量，维持合适的麻醉深度。

(5) 术后镇痛及术后恶心呕吐的预防：完善的术后疼痛管理和减少术后恶心、呕吐等并发症可以明显较少术后肠麻痹的发生。

57. 怎么合理的进行术前禁饮禁食？

对于无胃肠道功能紊乱（如胃排空障碍、消化道梗阻、胃食管反流或胃肠道手术史等）的非糖尿病患者，麻醉诱导前2小时禁食清流质食物，6小时禁食乳制品及淀粉类固体食物，油炸、脂肪及肉类食物需禁食8小时以上。麻醉诱导前2小时摄入适量清饮料（如碳水化合物饮料，饮用量应≤5 mL/kg 或总量≤300 mL），有助于缓解术前口渴、紧张及焦虑情绪，减轻围术期胰岛素抵抗，减少术后恶心、呕吐及其他并发症的发生。

58. 液体治疗是否对术后肠麻痹有益？

开放式液体治疗会导致肠道水肿，增加术后肠麻痹及术后吻合口瘘的发生率，延长患者住院时间,因此围术期不推荐;限制性液体治疗可能导致肠组织灌注不足等并发症,是否能减少术后肠麻痹发生仍有争议。目标导向液体治疗有益于肠道功能恢复,降低术后切口感染、吻合口瘘和术后肠麻痹的发生率。因此,优化围术期液体管理,实现液体治疗的个体化可能是有效防治术后肠麻痹的努力方向。

59. 有哪些中医的方法能用于缓解术后肠麻痹?

主要有电针、手针、艾灸、穴位注射、穴位贴敷、穴位电刺激、耳穴压豆等多种疗法,其中以电针、手针、艾灸、穴位注射最为常用。

60. 缓解术后肠麻痹常用的穴位及选穴有什么规律?

术后肠麻痹病位在肠,主要病机是肠道传导失司,与脾、胃关系甚为密切。胃经穴位多能通利胃肠气机,所以足阳明胃经为取穴数量和频次最多的经脉,比如足三里、天枢、上巨虚、下巨虚。另外,还可以根据情况选用三阴交、内关、阳陵泉、中脘、支沟等穴位。虽说有大量的研究报道,针刺可能明显缓解术后肠麻痹,但穴位的选择是在寻经取穴的基础上,以下合穴、募穴等特定穴为主,并随证加减,才能取得更好的疗效。

第六节 麻醉治疗在自主神经功能紊乱中的应用

61. 什么是自主神经功能紊乱?

自主神经功能紊乱是因长期的精神紧张、心理压力过大,以及精神刺激后所引起的一组综合征,居各种神经官能症的首位。由于大脑高级神经中枢和自主神经的功能失调,患者往往伴有头痛、头昏、紧张、麻木、失眠及记忆力减退等大脑功能紊乱以及循环、消化、内分泌代谢、生殖系统等功能失调的症状。

62. 自主神经主要包括哪些神经?

自主神经旧称自主神经,它包括中枢自主神经和周围自主神经,中枢自主神经包括大脑皮质、下丘脑、脑干核及脊髓各个节段的侧角,周围自主神经包括交感神经、副交感神经节前纤维、节后纤维及内脏神经节。

63. 自主神经主要有什么作用？

自主神经参与了呼吸、循环、消化、泌尿、生殖、内分泌等所有的基本生命活动，并通过联系自主性和随意性活动而维持和控制个体的生存和繁衍。

64. 自主神经功能紊乱的临床症状常有哪些？

自主神经功能紊乱症状较多，如失眠多梦、盗汗或自汗、烦躁不宁、精神不集中、体力下降、记忆力减退、心悸、心累、心烦、心动过速、早搏、头晕、头昏头痛、紧张焦虑、胸闷、口苦、气短、呼吸困难、尿频、尿急等，症状可达 100 种以上。

65. 自主神经功能紊乱容易导致哪些症状或疾病？

自主神经功能紊乱可以导致多种症状或疾病，包括原发性多汗症、赤面潮红综合征、雷诺征、红斑肢痛症、肢体冷感综合征、下肢动脉硬化性闭塞症、蝶腭神经痛、复杂性区域疼痛综合征、颈动脉窦综合征、体位性低血压、慢性疲劳综合征、慢性梗阻综合征、顽固性高血压、顽固性心绞痛、心律失常、性功能障碍等。

66. 自主神经功能紊乱的治疗有哪些？

（1）西医治疗：B族维生素、谷维素、丹参、倍他乐克、吗丁啉和小量安定、抗焦虑、抗抑郁类药物；心理治疗；神经调节等。

（2）中医治疗：针灸、中药、中医外治等。

（3）中西医结合治疗。

（4）其他，如饮食疗法以及生活调理等。

67. 自主神经调控靶点、常用技术及可能机制？

自主神经的感觉纤维和运动纤维常交织成丛，在外周形成神经节或神经丛，常作为神经调控的靶点；神经阻滞技术和射频技术是自主神经调控的最常用技术，也可以使用针灸、经皮电刺激、脊髓电刺激、脑深部电刺激等方法；治疗的机制主要是通过调整和控制自主神经中交感神经和副交感神经的动态平衡来达到治疗目的。

68. 常用的自主神经节、链、丛及其组成？

（1）翼腭神经节：节前纤维源自面神经的岩大神经，节后纤维分为眼支、鼻支、腭支和咽支。

（2）星状神经节：详见第五章。

(3) 胸、腰交感神经节(链)：胸、腰交感椎旁节的节前纤维源于 $T_1 \sim L_3$，胸部交感干(链)位于肋头的前方，每侧有 10~12 个椎旁神经节；腰部交感干(链)位于腰椎体前外侧与腰大肌内侧缘之间，每侧有 4~5 个交感神经节。

(4) 交感神经丛：主动脉肾丛、腹腔神经丛、上腹下丛、下腹下丛、盆丛、骶前神经丛等。

69. 翼腭神经节阻滞常用来治疗哪些疾病？

翼腭神经节位置相对固定，目前多在超声或 CT 引导下行神经阻滞或射频治疗，临床对丛集性头痛和过敏性鼻炎有良好的疗效。也有行针刺翼腭神经节治疗过敏性鼻炎的报道。

70. CT 引导下翼腭神经节阻滞的操作方法？

患者平卧，头稍后仰，CT 定位选择患侧颧弓中点下缘和下颌切迹中点的交点为穿刺点，常规消毒、铺巾、局麻后，用 10 cm 长 7 号穿刺针垂直进针到达蝶骨翼突外侧板后，退针向上向头侧调整穿刺方向，滑过翼突外侧板内侧缘到达翼腭窝，回吸无血无脑脊液后注入 0.5~1 mL 造影剂，CT 显示造影剂在翼腭窝内扩散，注入神经阻滞药，拔出穿刺针，按压穿刺点 5~10 分钟。

71. 胸、腰交感神经节(链)化学阻滞或毁损常用来治疗哪些疾病？

胸、腰交感神经节(链)化学阻滞或射频热凝，常可用于治疗手汗症、头部多汗、赤面潮红综合征、代偿性多汗、雷诺征、红斑肢痛症、腋下多汗症、会阴下肢多汗症、肢体冷感综合征、下肢动脉硬化闭塞症等疾病。

72. 胸、腰交感神经节(链)化学阻滞或毁损常见并发症有哪些？

(1) 胸交感神经节常位于肋骨小头前方的壁胸膜外，位置深且紧贴胸膜，穿刺时容易损伤胸膜造成气胸，因此，临床常在 CT 引导下进行操作。

(2) 若使用药物毁损，如无水乙醇，因其流布可控性差，容易导致阻滞范围广，出现霍纳综合征(超过第一肋椎关节上缘)或射精障碍(L_1 以下)等风险。

(3) 若化学药物不慎注入血管，可引起脊髓动脉栓塞，导致截瘫等严重后果。因此，目前交感神经毁损已逐渐被射频技术所代替。

73. 交感神经丛阻滞/毁损常用来治疗哪些疾病?

腹腔神经丛毁损主要用于癌性上腹痛,主动脉肾丛阻滞可用于顽固性高血压的治疗,上腹下丛、盆丛及神经节阻滞或毁损主要用于继发性痛经等盆腔会阴部疼痛的治疗。

74. 什么是神经调控?

神经调控是通过植入性或非植入性技术、电或化学作用方式,对中枢神经系统、周围神经系统和自主神经系统邻近或远隔部位神经元或神经信号转导发挥兴奋、抑制或调节作用,从而达到改善患者生活质量、提高神经功能的方法。

75. 神经调控能治疗哪些疾病?

神经调控能治疗的疾病有神经系统损伤、运动障碍、慢性疼痛、痉挛状态、癫痫、胃肠道和膀胱功能障碍、周围血管病、心肌缺血、视觉和听觉障碍,以及心因性疾病(如抑郁症、强迫症、抽动-秽语综合征)等。

76. 目前主要有哪些神经调控技术?

目前,应用最普遍的神经调控技术主要有脑深部电刺激术(DBS)、脊髓电刺激术(SCS)、迷走神经刺激术(VNS)、骶神经刺激术(SNS)以及植入式鞘内药物输注系统(IDDS)等。

77. 何为脑深部电刺激术,其适应证主要有哪些?

脑深部电刺激术(deep brain stimulation,DBS)是通过立体定向方法进行精确定位,在颅内特定的靶点植入刺激电极进行高频电刺激,从而改变相应核团兴奋性以达到改善帕金森病症状、控制癫痫发作、缓解疼痛的一种神经外科疗法。早期脑深部电刺激术(DBS)只应用于帕金森病和特发性震颤的治疗,现逐渐开展用于癫痫、中枢性疼痛、强迫症、肌张力障碍、抽动-秽语综合征、强迫症等疾病。

78. 脊髓电刺激的适应证主要有哪些?

脊髓电刺激(spinal cord stimulation,SCS)作为一种安全有效的微创疗法,已被广泛用于多种类型的慢性疼痛,尤其是难治性慢性疼痛。其适应证主要包括腰椎术后疼痛综合征(failed back surgery syndrome,FBSS)、复杂性区域疼痛综合征(complex regional pain syndrome,CRPS)、糖尿病痛性神经病变(diabetic painful neuropathy，DPN)，带状疱疹后神经痛(post-herpetic neuralgia，PHN)以及心绞痛或外周血管疾病引起的慢性难治性缺血性疼痛等，也有用于癌性疼痛的报道。

79. 短时程脊髓电刺激术如何实施？

脊髓电刺激术需要在 X 线或 CT 引导下完成。患者俯卧，开放静脉通路，在局麻监护下行硬膜外穿刺，根据患者疼痛的部位，在透视引导下将电极置入合适节段的硬膜外腔，连接外部刺激器，开始进行术中测试，根据患者的表述，使电刺激的异感完全覆盖患者疼痛的部位。患者术毕卧床 24 小时，减少电极移位的风险。调整外部刺激器参数，治疗 6～14 天后拔除电极。

80. 何为迷走神经刺激术，其适应证主要有哪些疾病？

迷走神经刺激术(vagus nerve stimulation，VNS)是一种通过神经调控治疗难治性癫痫的方法。此方法在不损害重要神经功能的前提下，通过阻断癫痫发作时电流传导通路，减少或者控制癫痫发作，在降低因痫性放电导致继发脑损害的同时减少抗癫痫药物的使用。美国 FDA 最初批准迷走神经刺激术的适应证为年龄＞12 岁的部分性癫痫患者，随着研究的深入，儿童难治性癫痫、Lennox-Gastaut 综合征、雷特综合征以及癫痫相关的并发症，如癫痫性脑病，已成为迷走神经刺激术的适应证。

81. 何为植入式鞘内药物输注系统，其适应证有哪些？

植入式鞘内药物输注系统(IDDS)是治疗难治性疼痛的一种方法。在 CT 或 X 线引导下，将留置导管植入蛛网膜下隙特定的位置，从而起到中枢直接给药迅速镇痛的目的。此方法能够明显缓解患者疼痛、减少药物用量及不良反应、改善生活质量。植入式鞘内药物输注系统的适应证主要有难治性癌痛、无手术指征的颈部和背部疼痛、腰椎术后疼痛综合征、腹部/盆腔疼痛、肢端疼痛、复杂性区域疼痛综合征及无法难受全身阿片类药物镇痛引起的副作用等。

82. 神经调控技术治疗前景如何？

脑疾病，包括神经精神疾病、药物成瘾等逐渐超过心血管病和肿瘤成为主要社会负担，植入式神经电刺激术不仅是治疗手段，也是科研利器，未来有望成为解决问题的方法之一。我国功能性疾病发病率较高，尤以帕金森病、癫痫、精神疾病、疼痛、药物成瘾显著，而且随着脑科学研究的深入和科技的发展，神经调控术的适应证必将进一步扩大,因次,神经调控术有广大的临床研究和治疗前景。

第七节　麻醉治疗在儿童功能性腹痛中的应用

83. 什么是功能性腹痛?

功能性腹痛(FAP)罗马Ⅳ称之为功能性腹痛-非其他特指(FAP-NOS),是指病程在2个月以上,症状不符合肠易激综合征(IBS)、功能性消化不良(FD)及腹部型偏头痛(AM)等的诊断标准,疼痛不能完全用其他医学情况来解释的一种功能性胃肠病。

84. 儿童功能性腹痛的流行病学?

有研究报道,功能性腹痛(FAP)全球发病率为4.4%～13.5%,女童多于男童,社区及学校调查显示13%～38%的儿童及青少年几乎每周发生腹痛,且多达24%的患儿腹痛持续8周以上。国内对该病的流行病学研究较少,有研究报道,2017年武汉8～16岁儿童的患病率为9.13%。

85. 儿童功能性腹痛的临床表现?

功能性腹痛(FAP)的临床表现常以脐周阵发性疼痛为主,多不超过1小时,具有反复或持续发作的特点,常伴厌食、恶心、呕吐、腹泻或便秘等症状,严重影响儿童生活质量,且因患儿表达能力差,易造成误诊和漏诊。

86. 儿童功能性腹痛的常见干预措施有哪些?

功能性腹痛(FAP)迄今尚无特异疗法。药物治疗常以解痉药、抗抑郁药、抗组胺药、促进胃动力药及益生菌等为主,非药物治疗主要包括认知行为疗法、催眠及饮食干预等。中医以整体观为指导,辨证论治,手段多样,远期效果显著且不良反应少、安全性高,具有明显的优越性。

87. 儿童功能性腹痛的可能机制?

目前,儿童功能性腹痛(FAP)的发病机制尚不完全清楚,已知的主要有脑—肠轴改变引起的胃肠动力异常、内脏高敏感性、自主神经系统紊乱、肠道菌群失调等多种病理生理机制交叉相互作用致病。

88. 从麻醉药物或者麻醉方法的作用机制出发，在理论上是否可以通过麻醉治疗缓解儿童功能性腹痛？

麻醉治疗学关注于自主神经功能不平衡及全身应激反应所导致的自主神经功能紊乱或免疫系统失调为特征的一类疾病，通过恢复自主神经功能的平衡状态，弱化机体的应激反应，从而达到治疗疾病的目的。麻醉技术或药物，如星状神经节阻滞、硬膜外阻滞、腹腔神经丛阻滞、丙泊酚、右美托咪定等，均有降低交感神经兴奋性或缓解自主神经功能紊乱的作用，因此，理论上麻醉治疗能在治疗儿童功能性腹痛时发挥其独有的作用。

89. 是否有用麻醉的方法治疗儿童功能性腹痛的报道？

目前鲜有麻醉治疗在儿童功能性腹痛的应用。国外有个案报道，患儿因炎症性肠病，多次手术后腹部剧烈疼痛，长期大剂量使用吗啡镇痛而耐受，使用 CT 引导腹腔神经丛阻滞，明显缓解了疼痛，且吗啡的使用剂量明显减少。国内也有医生报道，星状神经节阻滞联合连续性腹腔神经丛阻滞，治疗成人功能性腹痛综合征的报道。

90. 中医对儿童功能性腹痛的认识及治疗法则？

中医认为，儿童功能性腹痛的病因主要有外感时邪，乳食积滞，情志内伤，气滞血瘀，胃肠积热，虫积于中，脏腑虚冷等，病位主要在脾、胃、大肠、小肠，亦与肝有关，病机关键无外乎"不通则痛"和"不荣则痛"。治疗法则多以温中散寒、消食导滞、疏肝理脾、活血化瘀、安蛔止痛、温中补虚、补虚泻实等治法为主。

91. 中医特色外治法治疗儿童功能性腹痛的方法有哪些？

不管是西药还是中药，由于口服药物口感欠佳，小儿依从性差，难以坚持长期的药物治疗，且家属担心药物不良反应等多方面原因，非药物治疗容易得到患儿和家属的接受。中医外治法疗效确切、收效迅速，安全可靠，近几年发展迅速，常用的疗法有穴位敷贴、推拿、拔罐、艾灸、针刺、捏脊等，可单一使用或联合多种外治法配合使用。

（滕永杰　陈梦）

参考文献

[1] Thomson H, Francis D. ABDOMINAL-WALL TENDERNESS：A USEFUL SIGN IN THE ACUTE ABDOMEN[J]. Lancet, 1977, 310(8047)：1053-1054.

[2] Kanakarajan S, High K, Nagaraja R. Chronic Abdominal Wall Pain and Ultrasound-Guided Abdominal Cutaneous Nerve Infiltration：A Case Series[J]. Pain Medicine, 2011, 12(3)：382-386.

[3] 魏绍斌,金哲,魏丽惠,等.中成药治疗盆腔炎性疾病后遗症临床应用指南（2020 年）[J]. 中国中西医结合杂志,2021,41(3)：286-298.

[4] Zhang S H, Chen Y. Progress in research of sacral nerve stimulation[J]. World Chinese Journal of Digestology, 2020, 28(24)：1266-1271.

[5] Maeda Y, O'Connell P R, Lehur P A, et al. Sacral nerve stimulation for faecal incontinence and constipation：a European consensus statement[J]. Colorectal Dis, 2015, 17(4)：74-87.

[6] Ratto C, Ganio E, Naldini G. Long-term results following sacral nerve stimulation for chronic constipation[J]. Colorectal Dis, 2012, 44(4)：S128-S128.

[7] 中国中西医结合学会消化系统疾病专业委员会.功能性便秘中西医结合诊疗共识意见（2017 年）[J].中国中西医结合消化杂志,2018,26(1)：18-26.

[8] Gong H, Qin F, He H. Herbal Formula Modified Buzhong-Yiqi-Tang for Functional Constipation in Adults：A Meta-Analysis of Randomized Controlled Trials[J]. Evidence-Based Complementray and Alternative Medicine, 2018, (2018-1-16), 2018, 2018：1-12.

[9] Ranji, Sumant, R, et al. Do Opiates Affect the Clinical Evaluation of Patients With Acute Abdominal Pain？[J]. JAMA：Journal of the American Medical Association, 2006, 296(14)：1764-1775.

[10] Thomas S H, Silen W, F Cheema, et al. Effects of morphine analgesia on diagnostic accuracy in emergency department patients with abdominal pain：a prospective, randomized trial[J], 2003, 196(1)：18-31.

[11] Swarm R A, Paice J A, Anghelescu D L, et al. Adult Cancer Pain, Version 3.2019, NCCN Clinical Practice Guidelines in Oncology [J]. Journal of the National Comprehensive Cancer Network：JNCCN, 2019, 17(8)：977-1007.

[12] 北京大学医学部急诊医学学系.成人非创伤性急腹症早期镇痛专家共识[J].中国急救医学,2021,41(1)：11-17.

[13] Gianotti L, Biffi R, Sandini M, et al. Preoperative Oral Carbohydrate Load Versus Placebo in Major Elective Abdominal Surgery（PROCY）：A Randomized, Placebo-controlled, Multicenter, Phase Ⅲ Trial[J]. Annals of surgery, 2018, 267(4)：623-630.

[14] Resalt-Pereira M, Muoz J L, Miranda E, et al. Goal-directed fluid therapy on

laparoscopic colorectal surgery within enhanced recovery after surgery program[J]. Revista Española de Anestiesiología y Reanimación(English Edition), 2019, 66(5): 259-266.

[15] Wick E C, Grant M C, Wu C L. Postoperative Multimodal Analgesia Pain Management With Nonopioid Analgesics and Techniques: A Review[J]. Jama Surgery, 2017, 152(7): 691-697.

[16] Garcia M K, Skibber J M, Rodriguez-Bigas M A, et al. Acupuncture to Prevent Prolonged Postoperative Ileus: A Randomized Controlled Trial[J]. Medical Acupuncture, 2008, 20(2): 83-88.

[17] Smits H, Kleef M V, Holsheimer J, et al. Experimental Spinal Cord Stimulation and Neuropathic Pain: Mechanism of Action, Technical Aspects, and Effectiveness[J]. Pain Practice, 2013, 13(2): 154-168.

[18] Guo, Jian-guo, Huang, et al. CT-guided thoracic sympathetic blockade for palmar hyperhidrosis: Immediate results and postoperative quality of life[J]. Journal of clinical neuroscience: official journal of the Neurosurgical Society of Australasia, 2016, 34: 89-93.

[19] Yang X, You J, Tao S, et al. Computed Tomography-Guided Superior Hypogastric Plexus Block for Secondary Dysmenorrhea in Perimenopausal Women[J]. Medical Science Monitor International Medical Journal of Experimental & Clinical Research, 2018, 24: 5132-5138.

[20] Ppjg A, SS B, Ejk B, et al. Safety and efficacy of sphenopalatine ganglion stimulation for chronic cluster headache: a double-blind, randomised controlled trial[J]. The Lancet Neurology, 2019, 18(12): 1081-1090.

[21] Saps M, Seshadri R, Sztainberg M, et al. A prospective school-based study of abdominal pain and other common somatic complaints in children[J]. Journal of Pediatrics, 2009, 154(3): 322-326.

[22] Banez, Gerard A. Chronic abdominal pain in children: what to do following the medical evaluation[J]. Current Opinion in Pediatrics, 2008, 20(5): 571-575.

[23] Tanelian D, Cousins M J. Celiac plexus block following high-dose opiates for chronic noncancer pain in a four-year-old child[J]. Journal of Pain & Symptom Management, 1989, 4(2): 82-85.

第八章

产 后 抑 郁

第一节 产后抑郁的概述和影响因素

1. 什么是抑郁症?

抑郁症是一种患病率高、临床治愈率高的精神障碍性疾病,发病机制尚不清楚,由生物因素、社会心理等多种因素引起。它以显著而长久的心境低落为主要特征,部分患者存在自杀、自伤行为,可伴有幻觉、妄想等精神病性症状,严重时可能发生抑郁性木僵,一般表现为情绪低落、兴趣减退、精力缺乏。人们对该病认识不足,导致坚持接受正规治疗的患者较少,因此也有接受治疗率低的特点。

2. 抑郁症的主要分类有哪些?

① 单相抑郁,患者每天会感到悲伤、愤怒、沮丧、失落或自责,可持续数周甚至数月。② 双相抑郁,疾病周期中会出现抑郁期和躁狂期的抑郁症。③ 精神病性抑郁,指病情严重,需要入院治疗,配合抗精神病药的一类。④ 反应性抑郁,指因某种社会心理应激源作用下而产生的抑郁症。⑤ 继发性抑郁,指由于其他疾病而出现的抑郁症。⑥ 产后抑郁,产后6周内发生的抑郁症。⑦ 更年期抑郁。

3. 什么是产后抑郁?

产后抑郁是指女性于产褥期出现明显的抑郁症状或典型的抑郁发作,与产后心绪不宁同属产褥期精神综合征,与生物因素及社会因素有关。患者最突出的症状是持久的情绪低落,自我评价降低,对生活缺乏信心,严重者有自杀意念以及伤害婴儿的行为,给家庭造成毁灭性的打击。

4. 产后抑郁有哪些危害？

产后 1 年内，10%～20% 的新生儿母亲会受到影响，并严重影响孕产妇生活质量，同时也是孕产妇自杀的一个风险因素。此外，抑郁的症状越严重、持续的时间也越长，最终会影响产妇照顾婴儿及处理其他日常事务的能力，对家庭关系有负面影响，包括婚姻和母婴互动，严重影响产妇和婴幼儿情绪，可导致新生儿智力发育迟缓和行为障碍，影响后代的生理和心理健康，同时给社会带来极大的负担。

5. 产后抑郁的诊断标准是什么？

尚无确切的诊断标准，应用较多的是美国精神病学制定的标准：具备下列症状的 5 条以上，必须具有 1 或 2 条，且持续 2 周以上，且患者自感痛苦或患者的社会功能受到严重影响。症状包括：① 情绪抑郁；② 对全部或者多数活动明显缺乏兴趣或愉悦；③ 体重显著下降或者增加；④ 失眠或者睡眠过度；⑤ 精神运动性兴奋或阻滞；⑥ 疲劳或乏力；⑦ 遇事皆感毫无意义或负罪感；⑧ 思维力减退或注意力涣散；⑨ 反复出现死亡或自杀的想法。

6. 如何定义产后忧郁？产后忧郁与产后抑郁之间是否存在联系？

产后忧郁一般仅持续几天至 1～2 周，症状可能包括：情绪波动、焦虑、悲伤、易怒、哭泣、注意力下降、入睡困难等。引起产后忧郁的应激事件不解除将会引起长期的抑郁情绪，最终将会发展为产后抑郁。产后抑郁症的早期可表现为产后忧郁。

7. 产后抑郁与重度抑郁症有哪些区别与联系？

长期以来，产后抑郁症一直被认为是重度抑郁症的一个子类。这种疾病的诊断率非常低，许多女性在没有得到适当诊断或治疗的情况下患有这种疾病。产后抑郁是发生在特殊人群，具有抑郁症的一般表现，而重度抑郁症则是发生在一般人群。

8. 爱丁堡产后抑郁评分包括哪些内容？

① 我能看到事物有趣的一面，并笑得开心；② 我欣然期待未来的一切；③ 当事情出错时，我会不必要地责备自己；④ 我无缘无故感到焦虑和担心；⑤ 很多事情冲着我来，使我透不过气；⑥ 我无缘无故感到害怕和惊慌；⑦ 我很不开心，以致失眠；⑧ 我感到难过和悲伤；⑨ 我不开心到哭；⑩ 我想过要伤害自己。

9. 那些量表能用来评估产后抑郁情绪变化？

① 爱丁堡产后抑郁量表（EPDS）；② Zung 抑郁自评量表（SDS）；③ 贝克抑郁问卷（BDI）；④ 汉密顿抑郁量表（HAMD）；⑤ 症状自评量表（SCL90）。

10. 产后抑郁一般会持续多长时间？

典型的产后抑郁症于产后 6 周内发生，可在 3～6 个月自行恢复，但严重的也可持续 1～2 年。

11. 产后抑郁在产后多久发病最为明显？产后抑郁的发病率有多高？

关于中国产后抑郁人群的 Meta 分析显示，产后抑郁发生率在分娩后 6 周（产褥期）内最高。我国报道的产后抑郁患病率为 10%～20%。

12. 产后抑郁的发生率？不同国家地区产后抑郁的发生率是否有区别？

由于诊断标准、设计方法、研究时间、抽样方法、样本来源及人口学资料等不同，产后抑郁患病率的报道存在很大差异，流行病学资料显示，西方发达国家产后抑郁的患病率为 7%～40%。亚洲国家产后抑郁患病率为 3.5%～63.3%。我国报道的产后抑郁患病率为 10%～20%，不同地区产后抑郁发生率不同，直辖市约 10.9%，县级地区约 16.4%；从东部、中部到西部，产后抑郁发生率呈上升趋势。

13. 哪些高危因素具有潜在预测产后抑郁的能力？

目前产后抑郁的高危因素大致可归纳为社会心理和生物遗传两方面，前者近年来已有大量的研究基础，meta 分析发现与产后抑郁症有中度到强相关性的危险因素包括怀孕期间的抑郁与焦虑、抑郁史、产后忧郁、压力生活事件（包括与照顾婴儿相关的压力源）、不良的婚姻关系和不良的社会支持等；后者主要包括神经生物学因素、表观遗传因子、炎症介质、神经内分泌激素等。

14. 产后抑郁的临床危险因素有哪些？

与产后抑郁症有相关性的危险因素包括怀孕期间的抑郁与焦虑、抑郁史、产后忧郁、压力生活事件（包括与照顾婴儿相关的压力源）、不良的婚姻关系和不良的社会支持，早期的不良生活经历等。

15. 产后抑郁的遗传易感因素有哪些？

目前关于产后抑郁遗传方面的研究还没有发现较为公认可以预测产后抑郁的标志物，即可能的遗传易感因素，但也有一些可能的但尚需进一步研究的遗传易感因素，如血清素转运蛋白基因，此基因多态性包括 5-HTTLPR，5-HTTLPR 的短等位基因与转录效率降低和血清素表达降低有关，这意味着短等位基因的携带者可能有更高的抑郁发展风险。

16. 产后抑郁的神经生物学基础有哪些？

产后抑郁的神经生物学基础包括遗传和表观遗传因素、生化因素、神经炎症变化以及回路水平的变化。这些潜在的机制并不是孤立的，而是高度相互关联，很可能是许多因素共同导致产后抑郁症，涉及遗传学及表观遗传学、神经内分泌、神经递质的作用、中枢神经系统炎症以及回路机制等。

17. 哪些激素水平的变化可能与产后抑郁的发病相关？

（1）催产素：较低水平的催产素水平已被证明是产后抑郁症和症状严重程度的预测因素。

（2）异丙孕酮：神经活性类固醇异丙孕酮是孕酮的代谢物，已被证明具有抗焦虑和抗抑郁作用，也被认为是产后抑郁症的潜在生物标志物。

（3）生殖激素：雌二醇和孕酮的停用会增加既往有产后抑郁症病史的女性的抑郁得分。

（4）催乳素：在母乳喂养的产后抑郁症妇女中，催乳素水平也降低。

18. 哪些围产期合并症可能会增加患产后抑郁的风险？

许多躯体疾病和状况，如卒中（中风）、心脏病发作、癌症、慢性疼痛、糖尿病、激素紊乱、产前抑郁症未治疗和晚期疾病，可能导致产后抑郁症。如果患有躯体疾病，而且有淡漠症状或者无法解决自己的基本生理需要，这些症状可能是对躯体疾病的情绪反应或主观反应，也可能是抑郁症的前兆。

19. 甲状腺功能低下的产妇患产后抑郁的风险会增加吗？

甲状腺功能减退症和抑郁症的症状部分重叠，有很多研究表明，两者有一些联系，并且已经明确了这2种疾病之间的具体联系机制。神经生物学研究揭示了大脑中甲状腺激素的一些机制，为与情绪的相互作用提供了可能的解释，甲状腺激素水平和下丘脑垂体肾上腺/下丘脑垂体甲状腺轴的紊乱可能是导致产后抑郁的一种机制。此外，免疫过程可能提供自身免疫性甲状腺炎和抑郁症之间的联系。

20. 妊娠糖尿病的产妇罹患产后抑郁的风险是否高于一般产妇？

妊娠糖尿病与产后抑郁存在关联，且两者可能是双向的关系。但具体机制尚不清楚，不同的研究提供了多种假说，如患有妊娠糖尿病的妇女往往有更大的精神压力。糖尿病作为一种内分泌疾病会扰乱机体相关激素，可能对精神状态产生影响。另外，糖尿病导致的微血管病变会对产后抑郁症的发生产生影响。

21. 产妇睡眠质量对产后抑郁的影响？

在孕期及产后有睡眠问题的妇女发生产后抑郁的风险增加。入睡困难与抑郁症状甚至自杀意念高度相关。压力可通过失眠影响脑源性神经营养因子 BDNF 水平，从而调节神经突触形成及突触可塑性。这些现象的机制可能与单胺能神经传递、遗传识别及下丘脑—垂体—肾上腺轴的改变有关。

22. 是否存在抑郁/产后抑郁标志物？以及应用前景？

目前对产后抑郁的认识还非常有限，还没有合适的标志物用于产后抑郁的诊断，在未来一段时间内，产后抑郁的诊断还是以症状为主。妊娠末期免疫变化如低水平 Clara 细胞蛋白、$\omega-3$ 多不饱和脂肪酸可能预测产后抑郁，炎症免疫标志物 IL-6、TNF-α 水平升高及 IL-10 水平下降等可能是产后抑郁的标志物。营养性标志物中维生素 D 和血浆色氨酸水平与产后抑郁发生率成反比。标志物的开发与应用有利于产前/产后抑郁的预防和治疗。

第二节 产后抑郁的防控

23. 目前产后抑郁的预防手段主要有哪些？

现代医学模式为生物—心理—社会医学模式，基于此，对产后抑郁的预防手段主要包括心理、心理社会学及生物学等方面。心理学干预如人际关系治疗、认知行为疗法、产后心理汇报等，心理社会学干预包括产前产后教育、产后支持等。生物学干预包括精神类药物（如舍曲林、氯胺酮）、生殖激素（如炔诺酮）、营养素（如 $\omega-3$ 脂肪酸、钙、硒）等，其中抗抑郁药和营养素最有效。

24. 如何避免不良环境刺激和负面情绪对产妇的影响？

可采用多种途径避免不良环境刺激和负面情绪对产妇的影响。首先，加强家庭围生期健康教育，增加产妇的家庭及社会支持，社会为产褥期妇女营造良好的产后生活及工作环境，减少不良环境刺激和负面情绪产生。其次，对产妇进行家访干预、产前及产后教育、认知行为疗法、人际关系治疗等可增强产妇对不良环境刺激和负面情绪的耐受性，从而降低产后抑郁发生率。

25. 产妇在围产期激素水平的变化与产后抑郁有何联系？

产妇围产期激素水平的剧烈变化是产后抑郁的潜在发病机制之一。重度抑郁症患者血清甲状腺激素水平升高，雌孕激素水平降低，其可能的机制为高水平甲状腺激素及低水平雌孕激素使基底外侧杏仁核神经元突触密度降低及结构异常，且抑制了脑源性神经营养因子 BDNF 与 CREB 的表达。此外，有产后抑郁病史的产妇对激素水平变化敏感性更高。

26. 下丘脑—垂体—肾上腺轴的紊乱与产后抑郁有何联系？

下丘脑—垂体—肾上腺轴轴紊乱是产后抑郁的发病机制之一。围产期下丘脑—垂体—肾上腺轴存在生理性波动：妊娠期皮质醇升高（胎盘 pCRH 与皮质醇的正反馈作用）且昼夜节律钝化，在妊娠末期达到峰值，产后急剧下降。妊娠期反复应激导致海马 C3 区 GR 密度降低，下丘脑—垂体—肾上腺轴负反馈失调，地塞米松抑制试验阳性。

27. 药物联合心理干预对产后抑郁防治的发展前景？

药物联合心理干预是中重度产后抑郁症的一线治疗方法，但对产后抑郁症的预防作用尚不明确。抗抑郁药预防产后抑郁症研究较少，且结果尚有分歧。心理干预对产后抑郁的预防作用结果也不一致；药物联合心理预防产后抑郁的作用需要进一步验证。

28. 运动能降低产后抑郁的发生率吗？

运动对产后抑郁的预防性研究较少且不一致，以下结论参考高质量 meta 分析及 RCT：产后运动可降低产后抑郁发生率，且针对高危妇女（有抑郁或 PPD 病史）的运动干预较普遍性干预更具防治意义。妊娠期运动不能降低产后抑郁发生率，但由于近几年的阳性报道未纳入先前的 meta 分析，有必要进一步探究产前运动对产后抑郁的预防作用。另外,现有研究认为轻中度而非高强度,短时间(<12周)而非长时间的运动更有利。

29. 抑郁症患者的大脑影像有改变吗?

神经影像学可反应抑郁症患者大脑不同区域结构、功能和代谢的变化,辅助诊断并预测治疗反应性。许多结构MRI(sMRI)报道了抑郁症患者额叶、丘脑、前扣带皮层、海马和杏仁核灰质体积的改变;抑郁患者还存在情绪相关脑区异常活动及脑区间功能性连接改变。此外,抑郁患者在扩散张量成像DTI、磁共振光谱学MRS、磁共振加权灌注成像PWI、脑网络及分子成像上均有异常。

30. 对于确诊的产后抑郁,目前有哪些治疗方法?

根据产后抑郁的严重程度,自我护理、心理社会干预、心理、药物和身体干预都是治疗产后抑郁的有效选择。自我护理包括有氧运动,光疗,肠道菌群补充等;心理社会干预包括同伴支持,由专业人员或非专业人员的非指向性咨询;心理干预包括行为认知疗法,人际关系治疗;药物干预包括选择性5-羟色胺再摄取抑制剂(SSRI)、去甲肾上腺素再摄取抑制剂(SNRI),或联用辅助精神药物(如苯二氮䓬类、锂剂)等;身体干预包括局部脑刺激疗法如反复经颅磁刺激、经颅直流电刺激等。

31. 目前产后抑郁的一线治疗手段主要有哪些?

一线治疗:心理社会策略;认知行为疗法,人际关系疗法IPT;药物治疗;电休克治疗,局部脑刺激疗法。轻度产后抑郁首选自我护理:有氧运动;婴儿行为睡眠干预;心理社会策略等。中度产后抑郁或自我护理未好转的产妇,首选心理干预;若心理干预反应性不足,可联合药物干预。重度产后抑郁,选择性5-羟色胺再摄取抑制剂SSRI单药/联合心理干预无效者,考虑抗抑郁药更换或增强策略。当合并自杀意念,精神病或难治性抑郁时,考虑电休克治疗。

32. 别孕烯醇酮(brexanolone)对产后抑郁的防治效应如何?

别孕烯醇酮(brexanolone)是首个获得FDA批准用于产后抑郁的药物,临床研究发现,针对中度和重度的产后抑郁患者持续输注别孕烯醇酮60小时后,抑郁症状均有改善,汉密尔顿抑郁量表评分显著降低,且在研究期间起效快,治疗反应持久。最常见的不良反应为头痛、头晕和嗜睡,但严重程度通常较轻。

33. 别孕烯醇酮(brexanolone)抗抑郁效应的主要机制有哪些？

别孕烯醇酮(brexanolone)是一种内源性神经类固醇，由女性黄体酮激素代谢生成的产物。别孕烯醇酮为突触和外突触γ氨基丁酸-A(GABAA)受体正性变构调节剂，通过使GABAA受体钙通道更频繁、更久地开放，增强GABA在此类受体的活性，使GABAA受体水平和表达在产后逐渐恢复正常，从而纠正产后GABAA受体系统紊乱，尤其是恢复GABAA受体和NMDA受体活性之间的平衡。

34. 目前研究发现产后抑郁的病理因素主要包括哪些？

（1）环境因素，包括产前抑郁、产前焦虑、压力、缺乏社会支持、经济或婚姻压力以及不利的生活事件等。

（2）激素因素，孕期和分娩后孕酮代谢物、雌激素和孕激素的快速变化、催乳素、下丘脑—垂体—肾上腺轴等。

（3）遗传因素，目前研究发现色氨酸羟化酶-2、儿茶酚-O-甲基转移酶、单胺氧化酶和脑源性神经营养因子等基因多态性均与产后抑郁密切相关。

35. 对于高危产妇，麻醉医师在麻醉管理中有哪些措施可以预防产后抑郁？

（1）术前管理：术前对产妇进行详细评估，合理禁饮禁食，及时干预不良情绪。

（2）术中管理：选择适宜的麻醉方式。进行麻醉相关操作时动作应轻柔，注意与产妇保持沟通，重视术中生命体征变化，加强液体管理、术中保温，适时使用镇静、镇痛药。

（3）术后管理：合理术后镇痛，防治恶心呕吐，鼓励早期活动及营养支持，注重术后心理健康教育。

36. 大脑中哪些神经递质失调和抑郁症的发病相关？

目前抑郁症的机制尚不完全清楚，有多种假说存在。有研究认为单胺类神经递质（多巴胺DA、去甲肾上腺素NE、5-羟色胺5-HT）浓度和活性下降可能和抑郁有关。胆碱能假说认为，正常情况下，乙酰胆碱(NE-Ach)之间相互制约，而抑郁患者存在胆碱能活动亢进。谷氨酸的过度刺激和释放表现出兴奋性神经元毒性可能引起神经元损伤。γ-氨基丁酸失衡也可能和抑郁症有关。此外，一些肽类神经递质如CRF、AVP、P物质、NPY、神经降压素、促生长激素神经肽等亦与抑郁相关。

37. 氯胺酮对产后抑郁的防治效应如何？

已有多项研究证明围术期使用氯胺酮具有一定的预防性抗产后抑郁作用，氯胺酮组产妇的产后忧郁以及产后抑郁发生率均低于对照组，氯胺酮的预防性抗产后抑郁作用在围产期中等压力产妇，产前抑郁产妇以及产前自杀倾向产妇中具有显著统计学意义。

38. 氯胺酮抗抑郁效应的主要机制有哪些？

机制包括影响内侧前额叶皮质上的谷氨酸能神经元，γ氨基丁酸中间神经元以及星形胶质细胞之间的神经递质传递。其中比较主流的假说是"去抑制假说"和"BDNF-TrKB途径"，氯胺酮介导谷氨酸传递，导致α-氨基-3-羟基-5-甲基-4-异恶唑丙酸受体（AMPAr）激活，AMPA受体启动细胞内级联反应，激活原肌球蛋白受体激酶B（TrkB），TrkB激活哺乳动物雷帕霉素靶蛋白复合物1（mTORC1），mTORC1通过下游调节增加脑源性神经营养因子（BDNF）的合成，BDNF可刺激前额叶皮质和扣带回的树突和突触生长。

39. 艾司氯胺酮与氯胺酮有哪些区别？

艾司氯胺酮是氯胺酮的右旋拆分体，与N-甲基-D-天冬氨酸受（NMDA）受体的亲和力是左旋氯胺酮的4倍，在人体中作为麻醉药的艾司氯胺酮的效力比氯胺酮的效力高2倍，并且比R-氯胺酮的效力约高3倍。前期的研究结果显示，艾司氯胺酮与氯胺酮相比较药代动力学差异较小、但麻醉镇痛效能更强，精神神经系统并发症更低，具有明显的优势。

40. 艾司氯胺酮在防治产后抑郁中的临床应用？

目前一项关于艾司氯胺酮对剖宫产产妇产后抑郁症的研究表明，艾司氯胺酮术后镇痛运用在产生良好镇痛效应的同时，还可改善孕产妇产后抑郁症。值得注意的是鉴于艾司氯胺酮临床应用中可能伴随发生的不良反应，艾司氯胺酮在防治产后抑郁的应用应该更具有针对性。

41. 目前还有哪些麻醉药能防治产后抑郁的发生？

目前，除艾司氯胺酮能防治产后抑郁外，预防性应用右美托咪定可以显著降低产妇产后抑郁、产后忧郁及产后自我伤害想法的发生率。一项临床随机、双盲、对照研究（n=600）报道，与对照组相比较，α_2AR激动剂右美托咪定能明显缓解产后抑郁情绪,显著减少产后抑郁的发病率,其作用机制可能与蓝斑(LC)-去甲肾上腺素(NE)能系统有关。

42. 不同的术后镇痛方案对产后抑郁发生率有何影响?

随着医疗卫生的进步,分娩镇痛已越来越常见。现在关于分娩镇痛方案的研究有很多,涉及不同方式,如椎管内给药、静脉给药、伤口给药等;不同的药物,如吗啡类、非甾体抗炎药等。但这些研究的结果尚无统一的意见,不同的镇痛方案对产后抑郁的影响尚无共识。

43. 应用麻醉药防治产后抑郁有哪些可能的副作用?

用于预防产后抑郁的麻醉类药物主要为镇静镇痛药物。使用吗啡类药物硬膜外镇痛会导致母体的初乳和乳汁中含有微量的吗啡。与硬膜外吗啡相比,产后立即静脉或口服吗啡的孕妇乳汁中吗啡水平更高。母亲在母乳喂养期间使用口服麻醉剂亦会导致乳汁中药物残留。分娩镇痛药可能会延迟泌乳的开始。新生儿似乎对小剂量麻醉性镇痛剂的作用也特别敏感。这些镇静镇痛药物会使婴儿嗜睡,中枢神经系统、呼吸循环系统受到抑制甚至死亡。

44. 分娩方式与产后抑郁的关系?

分娩方式和产后抑郁的关系已经有大量的研究。现在医疗条件下,已有多种不同分娩方式适应于不同情况,如自然产道分娩、剖宫产。另外,每种分娩方式又有急诊和择期之分,影响因素较多。对此有了一些研究,其中一些研究认为剖宫产,特别是急诊剖宫产与产后抑郁有关系,另一些研究则认为分娩方式与产后抑郁无关。值得注意的是,突发的、未符合孕妇期望的分娩方式可能是产后抑郁的一个危险因素。

45. 无痛分娩能降低产后抑郁发生率吗?

女性在怀孕和分娩期间都会经历疼痛,而疼痛是一种不良的体验,会引起情绪低落,甚至产生心理障碍。有关分娩疼痛、硬膜外分娩镇痛和产后抑郁症之间关系的问题已经提出。但疼痛、情绪和认知之间的关系很复杂,并受一系列社会因素的影响,关于这个主题的研究多是观察性研究,结果尚不统一。一些前瞻性和回顾性队列研究认为,分娩镇痛对产后抑郁症的保护作用。另一些研究则显示分娩镇痛对产后抑郁症没有影响。现在尚无统一的共识。

46. 麻醉医生诊治产后抑郁的未来发展方向在哪里？

麻醉医生通过与产科医生和围产期精神科医生合作来确保医院优先筛查和治疗产后抑郁症。对于麻醉医生而言，首先，要严格掌握剖宫产指征，安抚产妇紧张焦虑情绪，减少因紧张害怕等主观因素而引起的不必要的剖宫产；其次，麻醉医生应该在医院宣传无痛分娩，增加无痛分娩率，减少围产期的疼痛刺激；最后，对于有剖宫产指征的产妇应术前安抚其紧张情绪，在椎管内麻醉或全身麻醉时尽量增加围术期舒适度，术后要有有效的疼痛管理。

47. 对产后抑郁防治的健康宣教的建议有哪些？

通过媒体、报纸、传单等传统媒体形式或应用公众号、短视频、小程序等新媒体向广大民众宣传心理健康和产后抑郁的知识，以及对入院后的待产产妇进行宣教，提高广大民众对产后抑郁的识别率和重视程度，重点宣传心理健康知识和家庭、社会关爱模式，进一步提高社会对产妇的关爱程度。建立由产科抑郁症筛查——妇幼保健机构干预——精神卫生专科/机构诊治组成的三维产检筛查与干预模式。

48. 应用新媒体（公众号、短视频、小程序）对产妇进行产后抑郁健康宣教的前景？

在保证新媒体（公众号、短视频、小程序）宣教内容质量的情况下，它对产妇进行产后抑郁健康宣教不仅成本低、信息海量，而且更新速度快，在宣教工作上更为便捷和及时。如公众号可以针对性推送信息，小程序可以方便问卷调查和随访，短视频视觉冲击力强，这些都可以极大地调动产妇参与的积极性，其传播效果和效率是传统媒体难以比拟的。

49. 麻醉医师联合产科医师、精神科医师在围产期共同诊治产后抑郁的未来发展方向在哪里？

麻醉医师联合产科医师、精神科医师在围产期共同诊治产后抑郁，是一种体现以患者为中心的诊疗模式。针对各专科的特点，产科医师进行产后抑郁的预防和筛查，麻醉科医师对无痛分娩及剖宫产产妇进行筛查以及围术期心理辅导及预防用药，同时联合精神科医师对于症状明显的产妇进一步诊断和治疗，从而保证规范化的诊治，使患者受益最大化。这种积极、完善的多学科诊疗模式有助于给予患者正规、系统、有效的治疗方案，提高患者生活质量。

（段开明）

参考文献

[1] O'Hara, M. W. and J. E. McCabe, Postpartum Depression: Current Status and Future Directions, in Annual Review of Clinical Psychology, Vol 9, S. NolenHoeksema, Editor, 2013, 379-407.

[2] Payne, J. L. and J. Maguire, Pathophysiological mechanisms implicated in postpartum depression. Front Neuroendocrinol, 2019, 52: 165-180.

[3] Viktorin, A., et al., Heritability of Perinatal Depression and Genetic Overlap With Nonperinatal Depression. Am J Psychiatry, 2016, 173(2): 158-165.

[4] Anderson, G. and M. Maes, Postpartum depression: psychoneuroimmunological underpinnings and treatment. Neuropsychiatr Dis Treat, 2013, 9: 277-287.

[5] Boufidou, F., et al., CSF and plasma cytokines at delivery and postpartum mood disturbances. J Affect Disord, 2009, 115(1-2): 287-92.

[6] Glynn, L. M. and C. A. Sandman, Evaluation of the association between placental corticotrophin-releasing hormone and postpartum depressive symptoms. Psychosom Med, 2014, 76(5): 355-362.

第九章

安 宁 治 疗

第一节 安宁疗护与现代麻醉学

1. 什么是安宁疗护?

安宁疗护(hospice)是指为疾病终末期或老年患者在临终前提供身体、心理、精神等方面的照料和人文关怀等服务,控制痛苦和不适症状,提高生命质量,帮助患者舒适、安详、有尊严地离世。我国将临终关怀、舒缓医疗、姑息治疗等统称为安宁疗护。

2. 安宁疗护的目标是什么?

安宁疗护的目标是:

(1) 减少患者痛苦,目的不再是治愈疾病,是通过减轻患者痛苦,提高生活质量。

(2) 维护患者尊严,尊重患者对生命的自主权,采取其自愿接受的治疗方法,提升患者的尊严感。

(3) 帮助患者平静离世,通过沟通交流,帮助患者完成可能达到的愿望,使其能平静离世。

(4) 减轻丧亲者的负担,并提供支持和帮助,帮助其渡过哀伤阶段。

3. 安宁疗护的原则是什么?

安宁疗护的原则是:

(1) 人道主义原则,以救治患者的痛苦与生命,尊重患者权利和人格为中心的医学道德的基本原则之一。

(2) 以照护为主的原则,主要服务于终末期患者,以提高患者生命末期生命质量为目的,而不是千方百计延长患者的生存时间。

(3) 全方位照护原则,为患者及家属提供 24 小时全天候服务,包括生理、心理、社会、精神等方面的照护与关怀。

4. 安宁疗护服务对象有哪些?

2017 年国家卫生计生委颁发的《安宁疗护实践指南(试行)》明确指出,安宁疗护以终末期患者和家属为中心。其中患者符合以下条件就可获得安宁疗护服务:

(1) 疾病终末期,出现症状。

(2) 拒绝原发疾病的检查、诊断和治疗。

(3) 接受安宁疗护的理念,具有安宁疗护的需求和意愿。

目前关于生命末期的界定没有统一标准,现有的医学手段无法准确预测生存期,只要患者有需求和意愿,都应获得安宁疗护。

5. 安宁疗护服务内容有哪些?

(1) 症状控制。

(2) 舒适照护。

(3) 心理支持和人文关怀。

6. 医学伦理学的基本原则是什么?

(1) 患者利益第一。

(2) 尊重患者。

(3) 公正。

一般情况下优先遵循尊重和有利原则,并以尊重原则为主。但是在卫生资源分配等问题上,公正原则应排在首位。

7. 安宁疗护伦理的基本原则是什么?

安宁疗护伦理表达的是人道主义精神和人类爱的意识,其基本原则有以下六点:

(1) 尊重与自主原则。

(2) 知情同意原则。

(3) 人道主义原则。
(4) 行善或有益原则。
(5) 有利与无伤害原则。
(6) 公正公平原则。

其宗旨为不以延长生命为目的,而以减轻痛苦(包括肉体、心理和精神)为目的;以患者而不是疾病为中心;不以治疗疾病为主,以支持患者、理解患者、控制症状、安宁疗护为主;使患者至死保持人的尊严,不要"人为的生命"。

8. 什么是缓和医疗?

缓和医疗是一种通过早期识别、积极评估、控制疼痛和其他痛苦症状,包括身体、心理、社会和精神困扰,来预防和缓解身心痛苦,从而改善面临威胁生命疾病的患者(成人和儿童)及其家属生活质量的一种方法。

9. 缓和医疗、姑息疗法、临终关怀、安宁疗护的关系?

这4个概念均来自对2个英文词组 hospice care 和 palliative care 的翻译。缓和医疗、舒缓医疗、姑息疗法来源于英文 palliative care,国内最初翻译为姑息疗法,略带贬义,业内现在更多使用缓和医疗这个叫法。临终关怀、安宁疗护来源于英文 hospice care,本意是疾病晚期患者的安养院、收容所。目前我国绝大部分地区多习惯使用临终关怀这个词。

10. 安宁疗护与临终关怀的区别?

安宁疗护一词起源于 hospice,专门用于救治不治之症患者的场所。1967年,Cicely Sanders 博士在英国创建了名为 St. Christopher's Hospice 的机构,专门为绝症、长期疾病患者解除痛苦,让其享受生命最后时光,而1988年,我国天津医学院成立了临终关怀研究所,于是 Hospice 被翻译成"临终关怀",并在我国正式使用。2017年《安宁疗护实践指南(试行)》在我国颁布,采用了"安宁疗护"一词,从而避免了传统文化和生死观对于"临终"和"死亡"的避讳。

11. 安宁疗护的法律依据是什么?

2020年6月1日起实施的《基本医疗卫生与健康促进法》将安宁疗护写进法律,为相关工作提供了保障和依据。该法第三十六条第一款规定,"各级各类医疗卫生机构应当分工合作,为公民提供预防、保健、治疗、护理、康复、安宁疗护等全方位全周期的医疗卫生服务"。

12. 安宁疗护的主要法规政策有哪些？

2016年12月，《"十三五"卫生与健康规划》提出发展和加强安宁疗护医疗机构。2017年1月，《关于安宁疗护中心的基本标准和管理规范（试行）的通知》《关于印发安宁疗护实践指南（试行）的通知》，明确安宁疗护中心的准入标准和操作规范等，并修改《医疗机构管理条例实施细则》，在医疗机构类别中增加"安宁疗护中心"。2020年6月1日起实施的《基本医疗卫生与健康促进法》将安宁疗护写进法律。

13. 安宁疗护写入《基本医疗卫生与健康促进法》的意义是什么？

死亡是每一个人都要面对的终极问题，但受传统文化影响，我国历来忌讳谈论死亡，但人口老龄化加速发展、面对不少疾病还无能为力的今天，又不得不考虑如何能帮助临终老年人、疾病终末期患者走好生命中的"最后一公里"。安宁疗护在法律上的有法可依，将有助于临终老年人、疾病终末期患者对于人的尊严的实现，促进社会健康文明的有序发展。

14. 简述安宁疗护的国际发展现状？

现代安宁疗护始于20世纪60年代，英国女医生Cicely Saunders博士在伦敦创建了安宁疗护医院——圣克里斯托弗临终关怀医院，是安宁疗护的前期模式。随后，美国、日本等国家都相继开展了安宁疗护工作。2015年全球136个国家/地区建立了安宁疗护机构。安宁疗护可在家中、医院、疗养院和独立的临终关怀住院机构提供，医院内可以采用咨询会诊的模式、专业姑息病房的模式和整合入常规护理模式这3种形式。

15. 我国安宁疗护发展中存在的问题有哪些？

主要问题有以下几类：

（1）生死观念。孝道等传统思想影响，子女很少会关注其临终愿望和生命质量。

（2）社会认知程度。社会认知度低，给患者造成极大的痛苦，导致医疗资源浪费。

（3）安宁疗护服务供给不足。① 专业机构缺乏；② 服务对象局限（疾病种类和年龄的局限性),偏重于老年人,忽视了患有白血病以及先天遗传方面疾病的儿童的需求。

(4) 安宁疗护团队培训。安宁疗护专业队伍人员数量严重缺乏。

(5) 政府政策和资金支持尚显不够。

16. 现代麻醉学如何参与到安宁疗护当中去？

现代麻醉学将不可避免地参与到安宁疗护当中去。麻醉学的各种麻醉方法以及各类麻醉药物为舒缓镇静治疗以及镇痛治疗提供了各类技术支持及药物支持,从而更好地为临终患者提供医疗服务。这也是在患者生命末期用来减轻难治性、顽固性症状的最后手段,它是在临床麻醉医学标准的监督下,通过麻醉手段减轻患者痛苦的一种方式,这种方式兼顾了患者、参与对其护理的医疗人员以及患者家属的道德敏感性。

17. 在安宁疗护当中麻醉治疗的切入点有哪些？

(1) 疼痛症状控制。

(2) 呼吸症状控制。

(3) 姑息性镇静治疗。

第二节 疼痛症状控制

18. 何为癌性疼痛？

癌性疼痛是指癌症、癌症相关性病变及抗癌治疗所致的疼痛,通常为慢性疼痛,是造成晚期癌症患者主要痛苦的原因之一。

19. 癌性疼痛的分类有哪些？

根据癌性疼痛产生的机制,世界卫生组织(WHO)将癌症患者的疼痛分为4类:

(1) 肿瘤侵犯所致的疼痛(占80%)。

(2) 抗肿瘤治疗所致的疼痛(占10%)。

(3) 与肿瘤相关的疼痛,如压疮、便秘、肌肉痉挛等(占8%)。

(4) 非肿瘤或治疗所致的疼痛,如骨关节炎、糖尿病末梢神经痛等(占8%)。

20. 何为难治性癌性疼痛？

难治性癌性疼痛指由肿瘤本身或肿瘤治疗相关因素导致的中、重度疼痛，经过规范化药物治疗 1~2 周患者疼痛缓解仍不满意和（或）不良反应不可耐受。

21. 难治性癌痛诊断标准？

（1）持续性疼痛数字化评分≥4 和（或）爆发痛次数每天≥3 次；

（2）遵循相关癌痛治疗指南，单独使用阿片类药物和（或）联合辅助镇痛药物治疗 1~2 周患者疼痛缓解仍不满意和（或）出现不可耐受的不良反应。

22. 癌性疼痛的特点有哪些？

癌性疼痛主要有以下特点：

（1）全方位、多因素疼痛，包括躯体的、心理的、社会的和精神的因素。

（2）疼痛具有动态性，此类疼痛常随着病情的进展不断加重。

（3）常伴有强烈的自主神经异常。

（4）常伴有心理学异常。

23. 何为爆发性疼痛？主要分类有哪些？

爆发性疼痛是指背景痛在止痛药物控制相对稳定的情况下，突然出现的短暂疼痛程度增强的感受。主要分为：① 诱发痛，多由运动诱发。② 自发痛，不可预测，机制不详。③ 终末剂量释放不足引起的爆发痛，多为口服剂量不足或未按时给药导致。

24. WHO 三阶梯治疗原则是什么？

根据患者疼痛的轻、中、重不等的程度分别选择第一、第二及第三阶梯的不同止痛药物。第一阶梯用药是阿司匹林为代表的非阿片类药物。第二阶梯用药是以可待因为代表的弱阿片类药物。第三阶梯用药是以吗啡为代表的强阿片类药物。非阿片类药物可增强阿片类药物的效果，针对疼痛性质不同各阶梯均可加辅助用药。

25. 慢性癌性疼痛常用药物有哪些？

常用癌痛治疗药物包括非阿片类镇痛药（非甾体抗炎药）、阿片类镇痛药物和辅助镇痛药（抗惊厥药、抗抑郁药、糖皮质激素和外用药等），局麻药也常用于一些抗癌通的微创治疗。

26. 阿片类药物作用机制是什么？

阿片类药物的作用机制：① 与外周神经阿片受体相结合；② 与位于人体内脊髓背角胶状质(第二层)感觉神经元内的阿片受体相结合；③ 抑制 P 物质的释放，阻止疼痛的感觉传入大脑；④ 作用于人体的大脑和脑干等组织当中的疼痛中枢系统，发挥较强的下行性疼痛抑制作用。

27. 阿片类药物受体主要有哪些，可产生哪些生理作用？

镇痛作用阿片类受体可分为 μ、κ、δ 3 种类型的受体。

（1）μ_1 受体：与中枢镇痛、欣快感和依赖性有关。

（2）μ_2 受体：激动该受体可抑制呼吸、抑制胃肠道运动，引起心动过缓和恶心呕吐。

（3）κ 受体：激动该受体可镇痛、镇静和轻度抑制呼吸。

（4）δ 受体：激动该受体可镇痛，引起血压下降、缩瞳、欣快感和调控 μ 活性。

28. 按药理作用，阿片类药物的分类及代表药物有哪些？

（1）μ 受体激动剂：代表药物有：吗啡、羟考酮、芬太尼类、氢吗啡酮。

（2）激动-拮抗剂，小剂量激动 μ 受体，大剂量拮抗 μ 受体，同时兴奋 κ 受体（不适合癌痛治疗），代表药物有：布托啡诺、地佐辛、喷他佐辛、纳布啡。

（3）部分激动剂，与 μ、κ 受体识别部位与亲和力基本相当，与 δ 亲和力相对较低，代表药物有：丁丙诺菲。

（4）拮抗剂，与受体亲和力高，对 4 种阿片受体均有拮抗作用，代表药物有：纳洛酮、纳曲酮、溴甲纳曲酮。

29. 阿片类药物用于癌痛治疗时，主要呈现的不良反应有哪些？

（1）肠道功能障碍：如引起恶心、呕吐、便秘、腹胀等。

（2）谵妄。

（3）肌阵挛：与剂量相关，代表着神经毒性，常伴嗜睡和意识混沌。

（4）神经内分泌效应：可导致催乳素水平升高、性激素水平降低，罕见肾上腺（皮质）功能减退症。

（5）瘙痒：长期使用阿片类药物可出现瘙痒，机制尚不明确。

(6) 尿潴留。

(7) 呼吸抑制作用,严重者可导致死亡。

(8) 其他不良反应:对凝血功能、免疫功能和肾功能均有一定的影响。

30. 阿片药物滴定的概念是什么?

使用标准剂量的某阿片类药物在一定的时间内,对癌痛患者进行尝试性治疗,逐步调整剂量,直至疼痛得到满意控制。然后通过计算实际过程中消耗的药物总剂量求出控制该患者疼痛所需每日阿片药物的总剂量。

31. 阿片类药物滴定的目的是什么?

(1) 充分迅速的疼痛控制。

(2) 确定药物的合理治疗剂量。

(3) 确保不同药物及剂型转换的平稳过渡。

(4) 全程掌握疼痛的解救量。

32. 哪些患者需要进行阿片类药物的滴定?

(1) 未曾使用过阿片类药物的患者需要阿片类药物治疗。

(2) 弱阿片类药物治疗效果欠佳,需换成强阿片类药物的患者。

(3) 已接受阿片类药物治疗的患者由于疼痛强度增加或出现新的急性痛,需要更高剂量者。

(4) 由于之前长期的用药不足,需要高强度的快速干预的患者。

33. 常用癌痛治疗的阿片类药物之间如何换算?

以 1 mg 吗啡为换算的衡量标准:

1 mg 吗啡＝0.5～0.66 mg 盐酸羟考酮

1 mg 吗啡＝4 mg 曲马多

1 mg 吗啡＝5 mg 哌替啶

1 mg 吗啡＝3 mg 布桂嗪

1 mg 吗啡＝100 mg 对乙酰氨基酚(口服)

1 mg 吗啡＝10 μg 芬太尼

1 mg 吗啡＝1 μg 舒芬太尼

1 mg 吗啡＝0.125～0.2 mg 氢吗啡酮

芬太尼贴 25 μg/h＝口服吗啡 60～90 mg/d

34. 使用阿片类药物治疗癌痛时，不同给药途径镇痛效果如何？

理论上，1 个单位鞘内（蛛网膜下隙）给药的镇痛效果相当于口服给药的 300 倍，静脉注射给药的 100 倍，硬膜外给药的 10 倍。

35. 使用非甾体抗炎药治疗癌痛时应遵循的原则主要有哪些？

（1）对乙酰氨基酚用于肝肾功能正常的患者应控制每日剂量（单用≤2 g，复合制剂≤1.5 g）；慎用于中度以上肝功能不全（child 分级 B、C 级）患者。

（2）使用非甾体抗炎药（NSAIDs）前应进行胃肠道及心血管相关不良反应的风险评估。

（3）在最短的时间内使用最低有效剂量的 NSAIDs。NSAIDs 存在"天花板效应"。

（4）急性或慢性肾功能不全者禁用，尿毒症透析患者除外。

（5）一种 NSAIDs 无效时，另一种可能有效，但不建议同时用 2 种。

（6）不和糖皮质激素及其他抗血小板药物联用。

36. 非甾体抗炎药主要不良反应有哪些？

NSAIDs 不良反应主要包括：

（1）消化道不良反应，发生率最高，如恶性、呕吐、腹痛、溃疡出血等。

（2）肝功能损害，主要为对乙酰氨基酚引起，与剂量成正相关。

（3）肾功能损害，主要表现为水钠潴留，高钾血症、急性肾功能不全、急性肾衰等。

（4）心血管不良反应，不论是对乙酰氨基酚还是其他类非甾体抗炎药（NSAIDs），均可导致心血管事件发生率增加，严重者可导致缺血性脑血管病以及心肌梗死等。

37. 癌痛患者出现神经病理性疼痛时，常用哪些药物进行治疗？

当癌痛患者出现神经病理性疼痛时可考虑使用抗惊厥药物进行治疗，常用药物包括了加巴喷丁、普瑞巴林、卡马西平以及奥卡西平等。其中加巴喷丁和普瑞巴林为一线辅助用药。

38. 抗惊厥药物与阿片类药物联合用于癌痛治疗时应注意哪些事项?

(1) 当阿片类药物效果不佳时,可联合使用抗惊厥药,前者背景剂量不变,抗惊厥药逐渐增量。

(2) 出现镇痛不足或爆发性疼痛时使用短效阿片药补救,直至抗惊厥药增量后疼痛缓解。

(3) 如不能耐受抗惊厥药增量或已达到最大日剂量,而疼痛无缓解,可将抗惊厥药降至前一个剂量,并增加短效阿片类药。如仍不能缓解,应重新评估,采用新的治疗方案。

(4) 联合使用以上 2 类药物时,需密切关注药物相互作用,以防两者不良反应的叠加。

39. 抗抑郁药可否用于治疗癌性疼痛? 常用药物有哪些?

抗抑郁药在多种指南中作为癌症相关神经病理性疼痛一线辅助镇痛药物。具有明确镇痛作用的抗抑郁药主要包括三环类抗抑郁药(TCA),如阿米替林、去甲替林、地昔帕明,以及选择性 5-羟色胺与去甲肾上腺素再摄取抑制剂(SNRIs),如度洛西汀和文拉法辛。

40. 在治疗癌性疼痛时,如何合理使用抗抑郁药?

(1) 三环类抗抑郁药(TCA)或去甲肾上腺素再摄取抑制剂(SNRIs)镇痛剂量常小于抗抑郁剂量,且先出现镇痛作用。

(2) TCA 常用阿米替林,起始剂量 12.5~25 mg,睡前服,如果耐受,每 3~5 天增加 12.5~25 mg,最大剂量每天不超过 300 mg。

(3) 阿米替林常见不良反应:口干、便秘、嗜睡及感觉障碍,严重时出现尿潴留、心律失常,应立即减量并逐渐停药。

(4) SNRIs 不良反应少,常为耐受 TCA 者使用。度洛西汀起始剂量 20~30 mg/d,可逐渐增加到 60~120 mg/d;文拉法辛起始剂量 37.5 mg/d,分 2 次口服,可逐渐增加到 75~225 mg/d,分 2~3 次口服。

41. 糖皮质激素为什么可以用来控制癌痛?

糖皮质激素主要用于减轻肿瘤周围软组织肿胀和水肿等炎性反应,有效缓解脑转移瘤造成的颅内压增高及脊髓压迫引起的急性疼痛,此外还可以用于肝和软组织占位性病变导致的疼痛。

42. 阿片类镇痛药物与加巴喷丁、普瑞巴林以及镇静催眠药物联合使用用以治疗癌痛患者时的注意事项有哪些？

阿片类药物、加巴喷丁或普瑞巴林以及镇静催眠药（如苯二氮䓬类）均有中枢抑制作用，联合使用时可能出现严重的呼吸困难。所以联合使用时应注意：

（1）密切监测患者呼吸功能及镇静深度。

（2）应从最低剂量开始使用加巴喷丁、普瑞巴林。

（3）告知患者中枢神经系统和呼吸抑制的潜在风险及可能产生的症状。

43. 使用阿片类药物控制爆发性疼痛时，其镇痛药物剂量如何计算？

许多指南指出，使用阿片类药物控制爆发性疼痛时，其镇痛剂量为 24 h 背景剂量的 10%～20%。

44. 什么是"弱化二阶梯"治疗理念？

对于轻、中度疼痛，可以考虑以低剂量强阿片类药物与非阿片类药物联合镇痛用以替代弱阿片类药物。大量临床研究证实"弱化二阶梯"治疗理念明显加强了患者镇痛效果，降低了不良反应的发生率，最终提高了患者的生活质量。

45. 简述阿片类药物即释剂和缓释剂之间的关系？

（1）羟考酮缓释片与即释吗啡相比，在剂量滴定方面更具有优势。

（2）即释剂可能有助于迅速实现足够的镇痛。

（3）即释剂和缓释剂在长期疼痛控制方面并没有明显差异。

（4）羟考酮即释剂和缓释剂之间的不良事件没有显著差异。

（5）缓释制剂的设计目的是阻止滥用和防止非故意滥用；缓释剂可能比即释剂表现出更少的滥用潜力。然而，服用缓释制剂的患者也可能比推荐的更频繁地服用，部分原因是剂量失效（镇痛不足）。

46. 性别差异对使用阿片类药物镇痛的影响？

长期使用阿片类药物的妇女远远多于男子，并且更频繁地去诊所就诊。在患有慢性疼痛的阿片类药物滥用者群体中，女性往往因疼痛而更加抑郁，社会和身体受损，而男性则可能具有更为反常的吸毒行为和后果。与女性相比，男性的焦虑敏感与阿片类药物滥用或依赖之间存在更强的关系。

47. 对于癌症患者，导致阿片类药物用药的高危险因素有哪些？

导致阿片类药物用药的高危险因素主要包括：过量用药、高龄、睡眠呼吸暂停、充血性心力衰竭、慢性阻塞性肺病、肾功能衰竭和透析。阿片类药物引起的呼吸窘迫可造成危及生命的事件，日本的一项研究指出，在≥70岁的患者中，5种阿片类药物的呼吸事件发生率较高，这突出表明老年人需要谨慎地给药。

48. 癌症患者会出现肾功能损害，对这一群患者该如何把握使用阿片类镇痛药物？

（1）吗啡、可待因、氢吗啡酮、氢可待因和羟考酮应谨慎使用，因为它们的生物利用度不同，并且可能积聚有活性代谢物，导致作用增加。

（2）芬太尼贴剂没有活性代谢物，经皮丁丙诺啡只有1/3代谢物经肾脏排出，在接受血液透析的患者中，可以考虑使用。

（3）曲马多的活性代谢物主要由肾脏排出，应严格监测。

（4）美沙酮的药代动力学在这一人群中半衰期较长，应谨慎使用。

49. 癌症类型、分期和药物镇痛之间有何关系？

（1）强效阿片类药物的使用率、疼痛的严重程度与疾病的分期有关，在进行性疾病患者中最高。

（2）头颈部癌患者最有可能服用强阿片类药物，而胃肠道癌患者最不可能服用强阿片类药物。

（3）肺癌、头颈癌、乳腺癌和前列腺癌与躯体疼痛的关系更密切，而结直肠癌、胃癌、肝癌、胰腺癌和子宫癌与内脏疼痛的关系更密切。

（4）与其他癌症相比，肺癌或胃肠道癌患者对阿片类药物的反应更差。

50. 什么是阿片类药物的更替使用？

即在合理滴定药物剂量的前提下，首选的阿片类药物不能在疗效和不良反应方面达到最佳平衡时，需要换用另一种阿片类药物镇痛治疗。

51. 阿片类药物更替使用时的注意事项有哪些？

（1）计算出目前控制有效的阿片类药物24小时总量，再计算出新阿片类药物的等效剂量。

（2）由于药物间不完全性交叉耐受，如之前控制疼痛有效，新阿片药需减量

25%～50%(美沙酮为75%～90%)后重新滴定。

(3) 之前控制疼痛无效,可给予新阿片药100%等效剂量或加量25%。

(4) 芬太尼及相关黏膜型剂型,目前缺乏数据支持,可参考说明书并重新滴定。

(5) 转换时需考虑到肝肾功能不全的影响。

52. 什么是椎管内用药,椎管内用药的原则是什么?

对于麻醉学科而言,椎管内用药主要是指椎管内应用局部麻醉药(用于麻醉)、中枢性镇痛药(用于镇痛),以及相关的其他类药物。椎管内用药的原则除了能保证麻醉和镇痛效果外,不能产生任何脊髓、脊神经和马尾神经的损伤以及出现循环、呼吸抑制等不良反应。

53. 什么是椎管内镇痛,主要有哪些方式?

通过椎管内给予选择性受体激动或拮抗药、局麻药、辅佐剂等,用以控制临床急慢性疼痛的方法,我们通常称为椎管内镇痛。根据给药具体部位的不同分为硬膜外镇痛和蛛网膜下隙镇痛(鞘内镇痛);根据是否留置药物输注导管可分为椎管内单次给药和持续性椎管内给药,后者主要采用椎管内药物输注系统。

54. 简述椎管内使用阿片类药物镇痛的作用机制?

椎管内应用阿片类药物,药物必须透过硬脊膜和蛛网膜(或直接注入蛛网膜下隙)、在脑脊液中扩散,弥散透过软脊膜,到达脊髓表面,弥散通过白质、灰质,与脊髓背角的阿片受体结合,以致达到镇痛效应。这就是所谓椎管机制(The Spinal Mechanism)。

55. 椎管内镇痛常用药物有哪些?

椎管内镇痛常用药物包括:吗啡、氢吗啡酮、芬太尼、舒芬太尼等,当阿片类药物单独使用效果不确切时,可考虑联合使用非阿片类药物,如局麻药(丁哌卡因、罗哌卡因、利多卡因等)、α_2受体激动剂(可乐定、右美托咪定)等。

56. 为什么瑞芬太尼不能应用于椎管内镇痛?

瑞芬太尼是人工合成的纯μ受体激动剂,由于市售的冻干制剂中所含有的甘氨酸对脊髓有一定的毒性作用,故不能作为椎管内用药。

57. 与全身给药比较，椎管内给药的优点有哪些？

与全身给药比较，椎管内给药的主要优点有：① 药物用量较小；② 药物不良反应减少；③ 可联合使用局部麻醉药等；④ 镇痛效果较静脉给药效果确切；⑤ 患者依从性高；⑥ 对于口服用药剂量大，且生存期较长的患者，半植入式椎管内输注系统的使用可能使患者经济负担明显减轻。

58. 硬膜外给药与鞘内给药有何区别？

给药的部位不同，硬膜外给药与鞘内给药的部位分别是硬膜外隙和蛛网膜下隙。镇痛范围不同，硬膜外给药镇痛范围局限，与穿刺部位有关，镇痛范围基本局限在穿刺部位上下各一节段所支配的区域，鞘内给药后，由于脑脊液循环的作用，其镇痛范围较广，尤以下半身镇痛效果显著。镇痛强度不同，理论上，鞘内给药的镇痛强度是硬膜外隙的10倍。

59. 椎管内给予阿片类药物主要不良反应有哪些？

出血，感染，硬膜外隙纤维化，导管尖端肉芽肿性病变，脑脊液渗漏，导管移位、断裂，呼吸抑制，瘙痒，便秘，恶心呕吐，水潴留，精神状态改变，性功能紊乱。

60. 椎管内感染时如何处理？

硬膜外轻微感染可通过静脉或蛛网膜下隙给予抗生素，无需取出导管，较严重硬膜外脓肿则需要中断治疗并手术治疗，否则可能威胁患者的生命。蛛网膜下隙感染按照病原学证据选择敏感抗生素，感染严重时需要取出泵和导管并行蛛网膜下隙灌洗。

61. 椎管内是否可使用氯胺酮？为什么？

椎管内可以使用氯胺酮。氯胺酮有麻醉和镇痛作用，甚至对阿片类耐药的患者亦有良好效果。椎管内使用氯胺酮的患者循环稳定，不抑制呼吸，术后恶心、呕吐少，极少患者可出现幻觉或噩梦的报道。椎管内氯胺酮作用机制可能与阻断髓内 NMDA 受体有关，还可能依赖于下行疼痛抑制通路以及直接阻断局部神经纤维的传导。

62. 什么是鞘内连续输注系统植入术（IDDS）？

IDDS 是指通过微创手术的方式，把持续的药物输注港埋藏于皮下，并在皮下建立相应的药物输送管道，把药物直接输送至蛛网膜下隙，使药物直接作用于脊髓中枢，从而达到控制疼痛的目的。该系统主要由输注港和外接的电子镇痛泵组成。

63. 在安宁疗护中，鞘内连续输注系统植入术的适应证是什么？

安宁疗护中，当患者出现以下情况可以考虑使用椎管内镇痛：

（1）患者无法口服使用全身性镇痛药物，如上消化道肿瘤患者、结直肠肿瘤患者、亦或无法耐受贴剂类镇痛药物。

（2）虽然通过口服给药疼痛控制良好，但无法耐受全身性镇痛药物的不良反应。

（3）患者或患者家属具有强烈的意愿使用椎管内镇痛，同时患者无明显椎管内镇痛禁忌证。

64. 在安宁疗护中，鞘内连续输注系统植入术的禁忌证是什么？

（1）凝血功能异常。

（2）全身感染或穿刺部位感染。

（3）穿刺或导管留置路径上肿瘤侵犯。

（4）鞘内连续输注系统植入术材料与机体组织不相容。

65. 什么是脊髓电刺激法？

脊髓电刺激（SCS）是将脊髓刺激器的电极置于解剖结构、功能完整脊髓硬膜外腔，通过电流脉冲刺激脊髓后柱的传导束和后角感觉神经的治疗形式，通常可干扰疼痛信号传递而达到疼痛治疗的目的。

66. 脊髓电刺激法是否可以用于癌痛治疗？哪些癌痛患者不能采用脊髓电刺激法？

脊髓电刺激早已证明可用于癌痛治疗，且效果确切。但以下患者不能采用该疗法：

（1）恶性肿瘤晚期恶病质患者，存在严重心、肺、肝、肾功能障碍。

（2）凝血功能异常患者。

（3）手术部位感染、血管畸形或肿瘤转移。

（4）颅内高压患者。

67. 什么是脑室内阿片给药？

通过脑室内药物输注系统将阿片类药物注射至其中，达到镇痛效果，第三脑室、中脑导水管、第四脑室被证实是阿片类药物作用的主要部位。

68. 脑室内阿片给药适应证有哪些？

该给药方式的适应证主要有：① 一般止痛方法无效者；② 鞘内连续输注系统植入术（IDDS）禁忌证患者；③ 已知椎管内有阻塞；④ 顽固性头面部疼痛；⑤ 全身弥漫性顽固性癌痛；⑥ 全身新发多发性转移疼痛。

69. 脑室内阿片给药的禁忌证有哪些？

（1）绝对禁忌证：① 颅内转移；② 未处理的出凝血疾病；③ 穿刺局部感染或转移；④ 颅内高压；⑤ 孕妇；⑥ 脑室狭小者；⑦ 弥漫性脑肿胀或脑水肿患者。

（2）相对禁忌证：① 拒绝该技术治疗方案；② 恶病质、濒死患者。

70. 什么是神经毁损术？

神经毁损是通过化学或物理的方法在 CT 和（或）超声等引导下破坏神经组织，使感受器的蛋白变性，从而切断神经传导通路达到镇痛效果。

71. 常见神经毁损部位有哪些？镇痛效果怎样？

人体常用神经毁损的部位包括腹腔神经丛、腰交感神经、奇神经节、星状神经节、肋间神经等。反复进行神经毁损术的患者成功率约为 39%，平均疼痛缓解期为 1.6 个月。初次行神经毁损术的患者成功率为 67%，平均疼痛缓解期为 3.4 个月。

72. 用于神经毁损术的药物有哪些？

常用神经毁损药物有苯酚和乙醇，其他还有阿霉素、丝裂霉素、链霉素、氯甲酚、氯甲酚甘油溶液、硫酸镁水溶液、甘油、亚甲蓝，但并不常用。

73. 癌痛的神经毁损术疗法主要有哪些？

常用疗法有：① 周围神经毁损疗法；② 神经根毁损疗法；③ 蛛网膜下隙神经毁损疗法；④ 硬膜外腔神经毁损疗法；⑤ 腹腔神经丛乙醇毁损疗法；⑥ 颈交感神经节（星状神经节）毁损疗法；⑦ 胸椎旁交感神经节毁损；⑧ 腰椎旁交感神经节阻

滞术；⑨ 三叉神经毁损治疗；⑩ 垂体破坏术。

第三节　呼吸症状控制

74. 终末期患者呼吸症状主要体现在哪些方面？

终末期患者呼吸症状主要表现为呼吸困难、咳嗽咳痰（干咳）、咯血、胸痛等症状。

75. 呼吸困难定义？

患者主观感到空气不足、呼吸费力，客观上表现呼吸运动用力，严重时可出现张口呼吸、鼻翼扇动、端坐呼吸甚至发绀、呼吸辅助肌参与呼吸运动，并且可有呼吸频率、深度、节律的改变。

76. 呼吸困难根据病因可分为哪些？

肺源性呼吸困难、心源性呼吸困难、中毒性呼吸困难、神经精神性呼吸困难、血液性呼吸困难。

77. 晚期肿瘤患者呼吸困难的原因主要有哪些？

晚期肿瘤患者呼吸困难的原因主要包括：

(1) 治疗相关原因，如放疗、化疗引起的纤维化。

(2) 癌症相关，如癌症引起的胸腔积液、大支气管阻塞、心包积液等。

(3) 并发症相关因素，如慢性阻塞性肺疾病、哮喘、心力衰竭、酸中毒等。

(4) 心理因素，如焦虑、抑郁、癔症等。

78. 晚期肿瘤患者呼吸困难的发生率及强度？

晚期肿瘤患者呼吸困难发生率因不同肿瘤和不同分期而不同，为19%～64%。有19%～55%患者出现中至重度呼吸困难，尤以肺癌患者常见，且更严重，发生率可高达85%。高达50%的小细胞肺癌及60%非小细胞肺癌患者中，有中等程度以上的呼吸困难症状。

79. 临终数周前呼吸困难的发生率及强度？

英国国家安宁研究中指出，在生命最后 6 周时，呼吸困难的发生率由 49% 增加到 64%，Higginson 和 McCarthy 报告说，呼吸困难是 15.1% 晚期癌症患者转诊的主要原因，是 21% 临终患者的最主要及最严重的症状。越接近临终，呼吸困难发生率越高且越严重，在 KPS 评分低于 60 分时逐渐增加，20～30 分时达到高峰。

80. 呼吸困难对患者的影响有哪些？

（1）对身体的影响：疲惫，并伴随有注意力下降、食欲变差、疼痛及记忆力丧失等。

（2）对情绪的影响：焦虑不安、恐惧、抑郁、无助感。

（3）生活能力及社交的影响：影响日常生活，如进食、洗澡，甚至接电话都可能受影响，患者必须慢慢移动或由他人协助；无法进行社交活动，甚至对未来毫无希望，强烈的孤独感及依赖感。

81. 如何对呼吸困难进行评估？

目前尚无通用的呼吸困难评估方法。评估主要包括：① 临床感知情况评估；② 呼吸困难感受严重程度评估；③ 呼吸困难症状的影响和负担。评估常用一些测量工具包括：英国医学研究协会的呼吸困难量表（mMRC）、Borg 量表、可视 Analog 问卷（VAS）、WHO 呼吸困难问卷、ATS 呼吸困难评分、基线呼吸困难指数（BDI）、变化期呼吸困难指数（TDI）、慢性呼吸系统疾病呼吸困难因素问卷（CRQ）、圣乔治呼吸问卷（SGRQ）、肺功能状况评分（PFSS）、计算机自适应 BDI/TDI、计算机自适应 CRQ 等。

82. 晚期肿瘤患者呼吸困难分哪几型？

晚期肿瘤患者根据预后分三型：

（1）劳力性呼吸困难（生存数月～数年）。

（2）静息性呼吸困难（生存数周～数月）。

（3）终末期呼吸困难（生存数天～数周）。

83. 晚期肿瘤患者不同阶段严重呼吸困难的治疗方案是怎样的？

（1）劳力性呼吸困难：以纠正可逆转因素和予以非药物治疗为主，偶尔可考虑使用药物缓解症状。

（2）静息性呼吸困难：纠正可逆转因素，同时联合非药物治疗手段和相关药物缓解症状。

（3）终末期呼吸困难：以症状性药物治疗为主，必要时辅助非药物治疗，较少去纠正可逆转因素。

84. 呼吸困难常见可逆转原因有哪些？治疗对策是什么？

表 1　呼吸困难常见逆转原因与治疗对策

呼吸道感染	抗生素，物理治疗
COPD/支气管哮喘	支气管扩张剂，糖皮质激素，物理疗法
低氧血症	氧疗
上腔静脉和支气管梗塞	糖皮质激素，放疗，支架，激光治疗
癌性淋巴管炎	糖皮质激素，利尿剂，支气管扩张剂
胸腔积液	胸腔穿刺放液术，引流，胸膜固定术
腹水	利尿剂，腹腔穿刺放液术
心包积液	心包穿刺，糖皮质激素
贫血	输血
心力衰竭	利尿剂，ACEI
肺栓塞	抗凝剂

85. 晚期肿瘤患者呼吸困难非药物治疗主要包括哪些？

（1）仔细了解患者和照护者的认识，让其配合医生进行相关治疗。

（2）通过行为治疗最大限度地控制呼吸困难的感觉，行为治疗主要包括放松训练、发泄疗法、肌电反馈疗法、行为认知疗法等，从而恢复延髓、脑桥低位呼吸中枢对人体的自主调节，终止过度通气，纠正呼吸性碱中毒。

（3）解除患者精神负担、舒缓情绪、释放压力、消除恐惧心理，减少个人和社会隔离的孤独感。

86. 晚期肿瘤患者呼吸困难症状性药物治疗所使用的药物主要有哪几类？

(1) 支气管扩张剂。

(2) 吗啡。

(3) 抗胆碱药。

(4) 激素类药物。

(5) 利尿剂。

87. 什么是终末期呼吸困难？

晚期肿瘤患者在终末期常出现严重呼吸困难，伴有恐惧和濒死感。

88. 终末期患者呼吸困难的治疗目标是什么？

(1) 酌情考虑患者全身状况并预测生存期。

(2) 与患者家属讨论各种合适的治疗方案，允许他们做最后的选择。

(3) 减轻呼吸困难不增加其他问题，如药物之间的作用，社会经济问题。

89. 终末期呼吸困难是否可采用姑息镇静治疗？

终末期呼吸困难的患者已无法忍受由此带来的谵妄和嗜睡，给予足够的镇静以产生睡眠状态是必要的。然而，因为嗜睡加重是临床状况恶化的一个特征，对患者的亲属强调病情危重和治疗目的是重要的，除非患者有难以忍受的痛苦，镇静不是治疗的主要目标。

90. 什么是临终喉鸣(death rattle)，按照安宁疗护的原则该如何对待？

描述在咽下部的分泌物随着吸气和呼气摆动所产生的喉鸣声。常见于极度虚弱和逼近死亡的患者。发生率约 20%，可给患者亲属和照护人员带来恐惧和不安。治疗不能改善患者的病情，纯粹是一种能让亲属、其他患者和医护人员不感到惊恐的表面形式。

91. 如何治疗临终喉鸣？

治疗：给患者家属解释患者在昏迷或半昏迷时不会由于喉鸣而感到痛苦，让其放松。患者可采用半卧位，以鼓励体位引流，必要时给予吸痰，通常仅对意识不清的患者进行。给予抗胆碱能性抗分泌药物以减少分泌，但它对清除已经存在于咽喉的分泌物无效。这类药物对咽部唾液分泌相关的喉鸣效果佳，而对支气管分泌物(由感染和水中所产生)引起或反流的胃内容物相关的喉鸣音效果差。治疗药物包括东莨菪碱、阿托品等。

92. 什么是喘息性呼吸急促?

喘息性呼吸急促指呼吸频率加快,伴有哮喘,可闻及哮鸣音,患者可出现意识障碍,多在临终前发生。原因可能是炎症、肿块、痰液、血块等分泌物或水肿引起的气道堵塞,且无力将其排出。

93. 喘息性呼吸急促该如何治疗?

治疗:静脉给予吗啡可降低呼吸深度,减慢呼吸频率至每分钟 10~15 次,可减轻喘息,必要时可增加 2~3 倍的镇痛剂量。极少数患者出现肩和胸部上下剧烈起伏,此时可给予镇静剂每小时 1 次。

94. 对终末期呼吸困难进行氧疗时的注意事项有哪些?

支气管哮喘、肺炎、肺栓塞、纤维化肺泡炎患者可给予 60% 氧浓度;对慢性阻塞性肺疾病(COPD)和各种原因引起的伴有高碳酸血症的呼吸衰竭者,吸氧浓度为 28%;家庭氧疗无论长期或短期应用,均可降低肿瘤患者的呼吸困难。对中-重度的低氧血症(PaO_2<8.0 kPa,SaO_2<90%),推荐长期家庭氧疗。

95. 终末期呼吸紊乱常见有哪几种?

潮式呼吸(Cheyne-stokes 呼吸)与间停呼吸(Biots 呼吸),间停呼吸较潮式呼吸更为严重,预后不良,常在临终前发生。另外,必须注意有些老年人深睡眠时亦可出现潮式呼吸,此为脑动脉硬化、中枢神经系统供血不足的表现。

96. 终末期呼吸紊乱产生的机制是什么?

以上 2 种周期性呼吸节律变化的机制是由于呼吸中枢的兴奋性降低,使调节呼吸的反馈系统失常。只有缺氧严重、二氧化碳潴留至一定程度时,才能刺激呼吸中枢,促使呼吸恢复和加强;当积聚的二氧化碳呼出后,呼吸中枢又失去有效的兴奋性,使呼吸再次减弱进而暂停。这种呼吸节律的变化多发生于中枢神经系统疾病,如脑炎、脑膜炎、颅内压增高及某些中毒如糖尿病酮症酸中毒、巴比妥中毒等。

97. 终末期呼吸紊乱如何治疗？

治疗：要判断患者的心功能和潜在的致心力衰竭疾病，有效控制心力衰竭，必要时夜间吸氧，酌情持续气道正压通气。使用氨茶碱有一定的改善症状的作用。但对濒临死亡的临终期患者，没有必要进行特殊的治疗。

98. 呼吸困难时 3R 呼吸方法？

（1）抬高（Rise）当你吸气时，让肚子抬高，正好按您的需求接纳空气进入肺部。

（2）放松（Relax）放松肚子，放松的呼出您吸入的空气。

（3）休息（Rest）不要急于进行第二次复习，让第二次复习自然的发生。

99. 作为麻醉医生，可采用哪些方法和药物针对呼吸困难进行治疗？

（1）对于口、鼻、咽喉部因为阻塞导致的呼吸困难，可通过置入鼻咽通气道、口咽通气道缓解呼吸困难。

（2）由于分泌物过道导致的上气道阻塞，可考虑使用吸痰管或支纤镜引导下进行吸痰，解除气道梗阻。

（3）镇痛药物，如吗啡、氢吗啡酮等。

（4）针对由于疼痛导致的呼吸受限而出现的呼吸困难，可采用神经阻滞。

100. 阿片类药物治疗呼吸困难的机制是什么？

阿片类药物治疗呼吸困难可能的机制包括：呼吸驱动联合伴随放电的减少、中枢感知的改变、肺部外周阿片类受体活性改变及焦虑症状改善。

101. 如何使用阿片类药物治疗终末期呼吸困难？

目前对于阿片类药物治疗呼吸困难的起始剂量、最佳给药方式和给药途径尚无明确定论，最常用的药物仍然是吗啡，给药途径包括口服、皮下注射、静脉注射、肌内注射和吸入等，也有部分实验采用连续给药也能较好地缓解呼吸困难。基于实验证据，比吗啡止痛剂量增加 25%～50% 以控制呼吸困难较为合适，若未使用过吗啡的患者，起始剂量为 5 mg。已规律服用吗啡的患者，需要加强监测，防止过度镇静、呼吸抑制等副作用发生。

102. 对于哪些肿瘤晚期患者出现因疼痛引起的呼吸受限，可采用麻醉治疗缓解症状？主要包括哪些治疗手段？

当肿瘤侵犯胸壁、胸膜、肋间神经以及膈神经，或肿瘤压迫胸椎导致呼吸时出现剧烈疼痛从而限制患者呼吸活动时,可采用麻醉治疗方式缓解症状。通常可采用支配疼痛部位的肋间神经阻滞,也可采用椎旁神经阻滞,竖脊肌阻滞或前锯肌阻滞等周围神经阻滞的方法,但阻滞时间较短,周围神经毁损和 IDDS 也是常用的微创治疗方式,可达到长期治疗的效果。

103. 恶性肿瘤出现咳嗽和呼吸困难的常见原因有哪些?

(1) 咳嗽是喉癌、支气管癌、支气管肺癌等呼吸系统恶性肿瘤的主要症状之一。

(2) 呼吸系统肿瘤并发肺不张、反应性支气管痉挛时,出现呼吸困难。各类癌症出现肺部感染时可出现呼吸困难。

(3) 胸膜腔的肿瘤、纵隔恶性肿瘤产生胸膜腔积液、心包腔积液,都压迫并刺激肺脏、气道导致咳嗽和呼吸困难。

(4) 腹部肿瘤大量癌性腹水,可出现呼吸困难。

(5) 放疗、化疗以后,引起如放射性肺炎、化学性肺炎等可导致咳嗽和呼吸困难。

104. 恶性肿瘤患者常用止咳药物有哪些?

第一代抗组胺药物,常见代表药为马来酸氯苯那敏(扑尔敏)。

中枢镇咳药,如可卡因、氢化可待因。

非依赖性中枢镇咳药:右美沙芬。

外周性镇咳药,代表药物为那可丁。

兼性镇咳药,如喷托维林,苯丙哌林等。

105. 常用阿片类镇咳药物是什么?如何使用?

所有阿片类药物具有止咳效果,以可卡因最为常用,用法为 15～30 mg/4 h,氢化可卡因也具有较强的镇咳效果,用法为 5～10 mg/4 h。

106. 恶性肿瘤患者胸痛有哪几种?

胸痛是癌症末期呼吸系统常见症状,包括:① 胸膜痛;② 胸壁痛;③ 深部内脏痛;④ 神经病理性胸痛;⑤ 肋骨骨膜综合征。

107. 导致恶性肿瘤患者胸痛常见原因有哪些？

导致胸痛常见原因有肿瘤侵犯胸壁、侵蚀肋骨、肋骨转移。深部内脏痛多为肿瘤在胸腔内扩散，侵犯气管、食管、心包膜、上腔静脉等。神经病理性胸痛可能是由于肿瘤侵蚀肋间神经、肺尖肿瘤侵犯臂丛神经、神经根病变、脊髓压迫、胸部皮肤受到带状疱疹感染、胸腔手术后症候群等。

108. 作为麻醉医生，可采用哪些方法治疗胸痛？

作为麻醉医生，在一般镇痛药物控制疼痛无效时，可考虑使用阿片类药物镇痛联合抗惊厥药和消炎镇痛药物控制疼痛，常用药物为吗啡、氢吗啡酮以及羟考酮等药物。也可以考虑采用微创手术，如神经阻滞、神经毁损以及鞘内连续输注系统植入术（IDDS）等镇痛。

第四节 终末疾病患者的镇静治疗

109. 什么是姑息性镇静治疗？

姑息性镇静（palliative sedation，PS）是指在终末期患者出现难治性痛苦症状时，适当应用镇静药物降低患者的意识水平以缓解痛苦，并且不会缩短患者生存期的治疗。

110. 姑息性镇静治疗的类型有哪些？

（1）间歇性浅度镇静治疗。
（2）持续性深度镇静治疗。

111. 间歇性浅度镇静治疗和持续性深度镇静治疗有什么差异？

间隙性浅度镇静治疗是临时的镇静治疗，患者可再次清醒；目的是让生命的危象恢复平静，然后允许患者恢复意识，并借此判定某个症状是否为永久的顽固性症状。而持续深度镇静治疗是应用镇静药物，对已确诊的"顽固性痛苦症状"进行持续性的控制，是经常规治疗无效，或对症状治疗药物带来难以耐受的不良反应所采取的一种特殊的临床治疗手段。

112. 姑息性镇静治疗的适应证是什么？

当一个或者一个以上的"顽固性的"症状引起疾病晚期患者无法忍受的痛苦时，所存在的症状就是姑息性镇静治疗的适应证。

113. 什么是顽固性症状？常见顽固性症状有哪些？

顽固性症状经常是一个症状诱发不同的痛苦的叠加（如严重的呼吸困难引起重度焦虑）和（或）不同的症状相加的作用导致患者无法忍受的痛苦。常见顽固性症状包括了顽固性的疼痛，难治性呼吸困难，激越性谵妄，癫痫/抽搐持续状态和顽固性呃逆等。

114. 顽固性症状的诊断标准是什么？

顽固性症状的诊断标准包括：

（1）进一步的侵入性/非侵入性的干预措施不能充分缓解症状。

（2）伴有严重的或无法忍受的急、慢性并发症。

（3）不可能短时间内缓解症状。

115. 姑息性镇静治疗的条件是什么？

姑息性镇静治疗的条件包括：① ≥1 个临床顽固性症状；② 疾病晚期；③ 疾病呈不可逆转的发展；④ 应用持续深度镇静治疗的条件还应该包括确认患者将在 1～2 周内死亡；⑤ 原则上持续镇静直至患者死亡的时刻。

116. 实施姑息性镇静治疗的决定需要哪些程序？

作姑息性镇静治疗决定的程序分为 3 个阶段：① 初始的申请；② 确认姑息性镇静治疗的指证；③ 与患者和（或）监护人进行签署知情同意书。它们都属于姑息关怀服务轨迹的步骤。

117. 什么是姑息性镇静治疗的四级阶梯疗法？

通常姑息镇静治疗根据镇静效果分为 4 个阶梯，每个阶梯都有不同的镇静药物，如果一个合适的剂量治疗不能够获得所期待的效果，应进入上一级阶梯的治疗，最终让患者取得满意的姑息镇静治疗效果。

118. 姑息性镇静治疗的第一阶梯疗法是什么？

第一阶梯一般采用咪达唑仑作为治疗药物，静脉滴注或皮下注射，冲击剂量为 5～10 mg，必要时每 1～2 小时重复 1 次；持续给予剂量为 0.5～2.5 mg/h，如果效果不佳，给双倍剂量，每隔 1～2 小时 1 次，同时酌情给予必要时剂量。当＞20 mg/h 时，便升级至第二阶梯药物。

119. 姑息性镇静治疗的第二阶梯疗法是什么？

第二阶梯一般采用左美丙嗪为治疗药物，静脉滴注或皮下注射，冲击剂量为 25 mg，必要时 2 小时后重复给予 50 mg；持续给予剂量为 0.5～8 mg/h，与咪达唑仑联合使用，如果咪达唑仑与左美丙嗪无效，则停药，升级至第三阶梯药物。

120. 姑息性镇静治疗的第三阶梯疗法是什么？

第三阶梯一般采用苯巴比妥为治疗药物，静脉滴注或皮下注射，冲击剂量为 100～200 mg；持续给予剂量为 40 mg/h，必要时 24 小时后增加至 60 mg/h，如果苯巴比妥无效，则停药，升级至第四阶梯药物。

121. 姑息性镇静治疗的第四阶梯疗法是什么？

第四阶梯一般采用丙泊酚为治疗药物，静脉滴注，冲击剂量为 20～50 mg；持续给予剂量为 20 mg/h，必要时每 15 分钟增加一次 10 mg/h，必须是麻醉医生指导使用。在病房，也可以酌情考虑与第二阶梯药物联合使用。

122. 姑息性镇静治疗常用的药物有哪些？

姑息性镇静治疗常用药物包括：咪达唑仑、左美丙嗪、苯巴比妥、丙泊酚、地西泮、劳拉西泮、氯硝西泮等。其中咪达唑仑时最常用药物。

123. 为什么咪达唑仑作为镇静治疗的首选药物？

咪达唑仑是姑息性镇静治疗当前首选药物，因为此药半衰期短，可以快速调整治疗剂量，同时该药在姑息性镇静治疗的应用中积累了丰富的临床经验。

124. 姑息性镇静治疗中如何安全使用咪达唑仑？

（1）应用途径首选皮下注射，次选静脉途径给予，应用冲击剂量时，更应考虑首选皮下给药方式。

(2) 应警惕静脉给予冲击剂量更容易增加窒息的风险。

(3) 如果患者对咪达唑仑的适当剂量没有反应,就应该依次检查给药的方式、所给予的药物和剂量。

(4) 只有在应用咪达唑仑无效后才能考虑应用其他类型的镇静药物。

(5) 如果生命预期超过 1~2 天,咪达唑仑的最佳给药方式是经微泵持续皮下给药。

125. 当姑息性镇静治疗未出现适当的效果是该怎么做?

(1) 应该按医嘱检查所应用的药物以及给药方式和剂量。

(2) 是否有任何干预或者可能逆转镇静的因素,如膀胱或直肠充盈、肠痉挛、不适当的镇痛、谵妄、尼古丁或皮质激素的戒断症状。

(3) 当进行适当的镇静之后再次恢复意识,应该检查患者是否舒服,是否仍然有存在深度持续镇静的适应证。

(4) 只有进行充分评估和分析,确认无效时才应用其他阶梯的药物,如左美丙嗪、苯巴比妥或丙泊酚。

126. 在什么情况下姑息性镇静治疗可以跨阶梯治疗?

对有些姑息性镇静治疗的患者,在进行充分评估和分析,确认无效后,可以跨越第 2、第 3 阶梯,直接进入第 4 阶梯,但主要是针对具备条件的医疗场所,如患者住在医院,能够通过静脉给予药物,治疗过程中需要麻醉科医师参与等。

127. 如何对居家治疗患者进行姑息性间隙性镇静治疗?

对居家治疗和生存期很短(1~2 天)的患者,可实施间隙性给予药物镇静。

(1) 间隙性给予咪达唑仑 5~10 mg 皮下注射,4 小时 1 次,必要时 10~20 mg 皮下注射,每小时 1 次。

(2) 经直肠给药,地西泮 10 mg,每小时 1 次,直至获得适当的镇静;平均剂量 40~60 mg,24 小时 1 次;不推荐,仅在特殊情况下应用。

(3) 经舌下给予药物,劳拉西泮 1~4 mg,4 小时 1 次,或氯硝西泮 1~2.5 mg,6 小时 1 次。上述两药尚未获得经舌下给予的许可,但经验证明可以经舌下给予。

128. 可以使用吗啡或阿片类药物实施镇静治疗吗? 为什么?

不能使用吗啡等阿片类药物实施镇静治疗。

(1) 高剂量的吗啡常常导致嗜睡,但是不总是会使意识丧失,但高剂量的吗啡可以引起急性谵妄或肌痉挛的严重不良反应。

(2) 吗啡只用于缓解疼痛和(或)呼吸困难时,才能与镇静剂一起给予或持续给予,不能将其视为镇静剂,用作姑息性镇静治疗。

129. 患者在姑息性镇静治疗前正使用其他药物治疗时,应注意哪些问题?

(1) 如果患者需要使用阿片类和(或)抗精神病类药物治疗,应根据患者的需求在镇静过程中继续维持这类药物的使用。

(2) 如果患者有谵妄,镇静剂与控制精神病的药物联合应用是恰当的治疗。

(3) 如果使用的药物是经胃肠道外给予,则镇静药物应该选择另一途径微泵给予。以避免当其增加镇静药物剂量时,先前所用的药物也会被增加。

130. 如何通过患者的临床症状来评估镇静治疗疗效?

临床症状的控制是评估镇静治疗效果的决定因素:

1 级水平:① 清醒和定向力正常;② 嗜睡;③ 闭双眼,对语言的指令和其要求能够做出迅速反应;④ 闭双眼,只有通过躯体刺激才能唤醒患者。

2 级水平:闭双眼,通过对躯体的刺激不能唤醒患者。

3 级水平:基本的大脑功能受影响(中枢和呼吸受到抑制)。第 3 级水平不是所期待的意识状态,如果发生 3 级水平的意识状态,应该减少镇静药物的剂量。

131. 实施姑息性镇静治疗需要与家属沟通的主要问题有哪些?

与家属充分沟通有助于家属理解和配合患者镇静治疗的过程:① 停止输液的决定;② 降低意识水准是获得适当的症状缓解;③ 降低意识水准速度的不确定性以及恢复意识状态的可能性;④ 解释某些症状并非意味着患者疼痛且不能通过该治疗缓解,而那些症状可能使家庭成员产生恐惧;⑤ 该治疗不会加速死亡;⑥ 家属能够参与和提供关怀;⑦ 密切监护和把握好有意义的告别仪式的时机。

132. 什么情况下可以实施急性姑息性镇静治疗?

对于生命末期突发的严重症状,如大出血、剧烈疼痛,可能需要使用急性姑息性镇静治疗。在这种情况下,为迅速缓解垂死患者的痛苦症状,可能需要积极地进行持续性深度镇静。

133. 正在实施姑息性镇静治疗的患者是否需要继续输液和人工营养治疗？

是否需要继续输液和人工营养治疗应根据患者生命预期以及患者或家属的选择来决定,如果患者的生命预期>1~2周,持续深度镇静治疗会影响患者的死亡时间,不输液和不人工营养,患者脱水会加速死亡。

134. 姑息性镇静治疗与安乐死的主要区别是什么？

姑息性镇静和安乐死的治疗目的均是缓解痛苦,但区别在于姑息性镇静是采用镇静药物(如苯二氮䓬类)滴定,达到降低意识、缓解痛苦,这个过程就像任何其他临床治疗一样,是可逆转的,并不缩短生命加速死亡。而安乐死是采用巴比妥类和肌松药物快速超剂量给予至患者死亡,是不可逆转的过程,缩短了患者的生命并加速了患者的死亡,某些国家已有立法,但中国尚未立法,属于违法行为。

(夏月峰)

参考文献

[1] 谌永毅,刘翔宇.安宁疗护专科护理.北京：人民卫生出版社,2020,8.
[2] 宁晓红,曲璇.安宁缓和医疗症状处理手册.北京：中国协和医科大学出版社,2017.
[3] 施永兴.临终关怀学概论.上海：复旦大学出版社,2015.
[4] 中国抗癌协会癌症康复与姑息治疗专业委员会难治性癌痛学组,难治性癌痛专家共识(2017年版),中国肿瘤临床,2017,44(16)：787-793.
[5] 黄宇光,罗爱伦.疼痛治疗学.上海：世界图书出版公司,2017.
[6] 邓小明,姚尚龙,于布为.现代麻醉学(第5版).北京：人民卫生出版社,2020.
[7] 王杰军,秦叔逵.癌痛合理用药指南.北京：人民卫生出版社,2020.
[8] U. S. Food and Drug Administration. FDA warns about serious breathing problems with seizure and nerve pain medicines gabapentin(Neurontin, Gralise, Horizant)and pregabalin(Lyrica, Lyrica CR). 2019, Drug Safety Communications.
[9] Camps Herrero C, Batista N, Díaz Fernández N, et al. Breakthrough cancer pain: review and calls to action to improve its management. Clin Transl Ocol, 2020, 22(8): 1216-1226.
[10] David C Currow, Katherine Clark, Sandra Louw, et al. A randomized, double-blind, crossover, dose ranging study to determine the optimal dose of oral opioid to treat breakthrough pain for patients with advanced cancer already established on regular opioids. Eur J Pain, 2020, 24(5): 983-991.
[11] C Jara, S Del Barco, C Grávalos, et al. SEOM clinical guideline for treatment of cancer

[12] Hideki Sugawara, Mayako Uchida, Shinya Suzuki, et al. Analyses of Respiratory Depression Associated with Opioids in Cancer Patients Based on the Japanese Adverse Drug Event Report Database. Biol Pharm Bull, 2019, 42(7): 1185-1191.

[13] Yu-Lin Lin 1, Ruey Kuen Hsieh 2, Chao-Hsiun Tang. Strong opioid prescription in cancer patients in their final year of life: A population-based analysis using a Taiwanese health insurance database. Asia Pac J Clin Oncol, 2018, 14(5): e498-e504.

[14] 黄安年. 末期疾病疼痛治疗学. 台北: 新文京开发出版股份有限公司, 2007.

[15] Ersilia Lucenteforte, Laura Vagnoli, Alessandra Pugi, et al. A systematic review of the risk factors for clinical response to opioids for all-age patients with cancer-related pain and presentation of the paediatric STOP pain study. BMC Cancer, 2018, 18(1): 568.

[16] 赵璐露, 郭涛. 脊髓电刺激疗法的应用现状. 中国老年学杂志, 2017, 37(01): 231-233.

[17] 谭冠先, 郑宝森, 罗健. 癌痛治疗手册. 郑州: 郑州大学出版社, 2003.

[18] 台湾安宁缓和医学学会. 安宁缓和医疗: 理论与务实. 台北: 合记图书出版社, 2013.

[19] BOBB B. A. Review of Palliative Sedation[J]. Nurs Clin North Am, 2016, 51(3): 449-457.

[20] McKINNON M, AZEVEDO C, BUSH S H, et al. Practice and documentation of palliative sedation: a quality improvement initiative[J]. Curr Oncol, 2014, 21(2): 100-103.

[21] Fine PG. Total sedation in end-of-life care: clinical observation. Journal of Hospice and Palliative Nursing, 2001, 3(3): 81-87.

[22] Ondersteuningspunt Palliatieve zorg Nijmegen. Richtlign palliatieve sedatie in determinate fase. Nijmegen, version 1, April 2003.

[23] Verhagen EH, Hesselman GM, Besse Tc, Graeff A de. Pallialliatieve sedatie Nederlands Tijdschrift voor Geneeskunde, 2005, 149(9): 458-461.

[24] Bobb B. A. Review of Palliative Sedation[J]. Nurs Clin North Am, 2016, 51(3): 449-457.

[25] Lossignol D. End-of-life sedation: is there an alternative? [J]. Curr Opin Oncol, 2015, 27(4): 358-364.

第十章

精神分裂症谱系及其他精神病性障碍

1. 精神分裂症可以治愈吗?

精神分裂症(Schizophrenia)是一种在遗传及环境因素的共同作用下致大脑发育障碍所引起的复杂疾病,临床上表现为异质性的行为和认知综合征,包括感知觉、思维、情感和行为等多方面的障碍以及精神活动的不协调。病程迁延,呈反复发作、加重或恶化,部分患者最终出现衰退和精神残疾,但有的患者经过药物治疗与心理治疗后可保持痊愈或基本痊愈状态。

2. 精神分裂症的流行病学?

全世界精神分裂症的终身患病率约为1%,精神分裂症是全球范围内使人失能的十大原因之一。我国精神分裂症患者的人数,数据来源不同而有较大差异,1985和1998年报道的精神分裂症的终身患病率分别为0.57%、0.66%。2/3的患者可能需要住院治疗,仅一半的精神分裂症患者获得了专科治疗。经诊断的精神分裂症患者中50%以上有长期间断的精神障碍,约20%的患者存在慢性症状甚至致残。据统计,精神分裂症患者失业率高达80%~90%,而且预期寿命缩短10~20年。

3. 精神分裂症的病因?

精神分裂症的病因尚未完全阐明,目前的观点是:精神分裂症是在遗传及环境因素的共同作用下致神经元及神经环路发育障碍性疾病。脑内微小的病理变化是发病的基础,中间能神经元相关的突触功能紊乱是神经元连接异常的基础。病理机制的神经生化因素假说中,影响最大的是多巴胺能神经递质功能障碍假说,近年来谷氨酸假说、γ氨基丁酸(gamma-aminobutyric acid,GABA)假说也受到越来越多的关注和重视。

4. 精神分裂症的发病危险因素？

研究表明，遗传因素在精神分裂症发病过程中起重要作用，涉及很多基因。这些遗传风险具有极高的多效性，与其他精神疾病存在重叠，可能通过一系列共有的过程导致疾病发生：许多风险基因编码与免疫系统、细胞骨架、突触可塑性和功能相关途径的蛋白相关。环境因素（如产科并发症、儿童期逆境等）可与遗传风险发生相互作用，进而影响精神分裂症的易感性。

5. 精神分裂症的临床表现？

精神分裂症的临床症状复杂多样，症状的个体差异很大。其典型的临床表现包括三方面：阳性症状（如妄想、幻觉、言语紊乱、反复的行为紊乱与失控等），阴性症状（如情感淡漠、意志减退、表达减少、社交退缩等），认知缺陷（执行力、记忆力、心理处理速度下降等）。阳性症状可通过治疗呈缓解与复发交替的状态，而阴性症状和认知障碍更倾向于迁延为慢性，是预后不良的最可靠预测因子，并造成社会功能受损。

6. 精神分裂症的症状维度？

近年来，有些学者根据症状的聚类分析结果，将精神分裂症患者的临床表现分为以下5个症状群（"五维症状"）：阳性症状、阴性症状、认知症状、攻击敌意、情感症状（焦虑抑郁）。该描述对加深对精神分裂症的认识以及探讨药物治疗的靶症状有一定的价值。

7. 精神分裂症的临床分型？

传统临床分型依据美国《精神疾病诊断和统计手册第4版》（DSM-4）和《国际疾病与分类第10版》（ICD-10）分为以下亚型：

(1) 偏执型：最常见，以相对稳定的幻觉、妄想为主要临床表现。
(2) 青春型：青少年期发病，起病急，以联想障碍为主。
(3) 紧张型：以紧张综合征为主要表现，外观呆板。
(4) 单纯型：多在青春期发病，主要表现为阴性症状。
(5) 未分化型：同时具有上述一种以上亚型的特点。
(6) 残留型：精神分裂症的慢性期，以突出的阴性症状为主。

8. 精神分裂症的临床分期？

2014 年 5 月正式公布的精神疾病诊断和统计手册第 5 版（DSM-5）根据精神分裂症临床症状的演变，将临床分型取消，取而代之的是发作的不同时期，分为：① 初次发作，目前在急性发作期；② 初次发作，目前为部分缓解；③ 初次发作，目前为完全缓解；④ 多次发作，目前在急性发作期；⑤ 多次发作，目前为部分缓解；⑥ 多次发作，目前为完全缓解。

9. 精神分裂症的诊断及鉴别诊断？

目前对精神分裂症的诊断主要依靠病史和精神状态检查，尚没有可应用于临床的辅助诊断或生物标记物。精神分裂症患者的异质性很大，且与许多精神疾病存在共同症状，精神分裂症与其他精神疾病或健康状态的界限并不清晰。应注意对精神分裂症与情感性精神病（包括具有精神障碍的双相障碍和抑郁症）、其他相关的非情感精神障碍（妄想综合征、类精神分裂症等）和酒精等物质滥用导致的精神障碍进行鉴别诊断。

10. 精神分裂症的症状特征和疾病严重程度评估标准化工具有哪些？

主要有 BPRS(Brief Psychiatric Rating Scale，简明精神病评定量表)；PANSS (Positive and Negative Syndrome Scale，阳性和阴性症状量表)；CDSS(Calgary Depression Scale for Schizophrenia，卡尔加里精神分裂症抑郁量表)。

11. 精神分裂症的认知和记忆功能评估标准化工具有哪些？

成套认知评估：MATRICS 共识认知成套测验(MCCB)、剑桥自动化神经认知成套测验(CANTAB)、重复性成套神经心理状态测验(RBANS)等量表。

记忆功能评估：韦氏记忆量表(WMS)、世界卫生组织(WHO)—加州大学洛杉矶分校听觉词语学习测验(WHO-UCLAAVLT)量表、认知方式图形测试(BVMT)和 REY 复杂图形测验。

智力测评：经典的韦氏成人智力测验(WAIS)。

12. 执行功能和注意力评估标准化工具有哪些？

执行功能评估：威斯康星卡片分类测验(WSCT)，Stroop 色词测验(STROOP)，瑞文推理测验(REVEV)。

注意力评估：持续操作功能测试(CPT)。

13. 精神分裂性的治疗目标？

急性期：一般 4~8 周，预防伤害，控制症状，尽快恢复功能，建立患者和家庭的联盟，防止严重药物不良反应的发生。

巩固期（稳定期）维持期：至少 6 个月，预防复发，促进患者的功能水平和生活质量持续提高，监测和处理药物不良反应。

维持期（康复期）：防止症状复发，增加患者适应日常生活的能力，监测药物不良反应。

14. 精神分裂症治疗需要的时间？

急性期：2 周内达有效剂量，直到症状控制，一般至少 4~8 周。

巩固期：巩固治疗，继续有效剂量至少 6 个月。

维持期：维持治疗，维持剂量通常比有效剂量低，多数患者需要无限期或终身治疗。

15. 抗精神病药物治疗原则？

① 一旦确定精神分裂症的诊断，尽早开始抗精神病药物治疗；② 急性发作病例，根据既往用药情况继续使用原来有效药物，可增加至治疗剂量继续观察；如仍无效者，酌情加量或考虑换用另一种化学结构的药物，以单一用药为原则；③ 治疗个体化，因人而异；④ 从小剂量起始，逐渐加至(滴定)有效剂量；⑤ 维持治疗期，剂量可酌情减少，足疗程治疗；⑥ 定期评价疗效和药物不良反应，指导治疗方案；⑦ 注重药物不良反应。

16. 精神分裂症的综合干预措施有哪些？

精神分裂症的综合干预包括药物治疗、物理治疗、心理社会干预、社会功能康复。需重视精神分裂症的早期与全程综合治疗与康复，精神分裂症早期、综合与全程治疗和康复模式，是指为精神分裂症患者提供一个连续的、全面的医疗服务；服务场所不仅仅是在医院，还包括社区；对象不仅仅是患者，还包括患者家属；方法不仅仅包括药物治疗，还包括指导社会功能和认知功能的康复。其最终目的是让患者更好地回归社会。

17. 什么是精神分裂症的急性期？

精神分裂症急性期是指首次出现满足精神分裂诊断标准的发作，或有精神分裂症病史的患者出现精神病复发。急性期以幻觉、妄想、精神运动性紊乱为特征，多伴有情感症状、行为冲动。

18. 精神分裂症急性期治疗的目标？

精神分裂症急性期治疗的目标为：① 预防自杀及防止危害社会的冲动行为的发生，缓解精神分裂症主要症状，降低精神病性症状和相关症状的严重性如激越兴奋、攻击、阳性和阴性症状、情感症状和认知功能减退，争取最佳预后；② 建立良好的医患、患者和家庭的联盟；③ 为恢复社会功能、为回归社会做准备；④ 将药物治疗带来的不良反应降到最低的程度。

19. 常用的抗精神分裂症药物达到有效治疗剂量需要多长时间？

抗精神病药物起效时间10～14天，当药物加至一定剂量患者精神症状大部分或完全消失时的药物剂量称有效治疗剂量。目前临床上常用的抗精神分裂症药物达到有效治疗剂量需要2～4周。

20. 精神分裂症躁动的治疗？

躁动是包括精神分裂症和双相情感障碍在内的许多精神疾病的组成部分，可表现为对刺激、易怒、兴奋、身体或言语攻击（打架、投掷、言语爆发）和非攻击性行为（游荡、踱步、快速说话、烦躁不安）的反应增强。精神分裂症或双相情感障碍患者躁动的治疗模式侧重于早期识别和及时干预，在必要时迅速镇静，并进行抗精神病药物治疗（理想情况下是快速、自愿和非侵入性治疗），以避免症状升级。

21. 精神分裂症急性期治疗措施有哪些？

急性期是全病程治疗中的关键时期，在早期阶段，非强制性降级是首选，如语言安抚，减少患者的不安和痛苦，避免身体控制或暴力，以维护良好医患联盟的建立。对于激越、不合作或看起来痛苦的患者，生命体征评估后立即开始药物治疗可能是安全的做法。抗精神病药物（APs）是最常用的（超过50%）；其次是苯二氮䓬类药物（BZDs）。

22. 急性期抗精神病药物的给药途径？

急性期给药途径是治疗的关键考虑因素。肌内和静脉注射起效快，但具有强迫性和侵入性。口服和舌下为非创伤性给药，给药方便，适合能配合的患者，其中右美托咪定舌下黏膜制剂(BXCL501)已获美国食品药品监督管理局(FDA)批准。吸入抗精神病药物起效迅速,非侵入性/创伤性给药、安全性/耐受性好,如洛沙平吸入粉剂、奥氮平鼻喷雾剂,为急性期的治疗提供了一个新的选择,但尚不常用。目前,大多采用口服给药或肌肉注射。静脉注射可能需要身体约束,应尽可能避免。

23. 理想的急性期抗精神病药物应具有哪些特征?

快速起效,无镇静,易于管理,无创,非创伤/非强制性,安全性和耐受性好,远期治疗的依从性好。

24. 目前抗精神病药治疗存在的问题?

目前抗精神病药治疗存在的问题有:① 服药依从性差,第一次发作患者有60%服药依从性差,74%的患者在用药的一年半内中断药物治疗。② 部分患者对药物非常敏感,服药后会出现体重明显增加,血糖、血脂升高等不良反应。③ 患者的病耻感及心理应激增加,致焦虑、抑郁、易怒。不能够独立生活,无法良好的回归社会。④ 药物对认知、阴性症状疗效不佳。

25. 治疗精神分裂症常用的药物种类有哪些?

第一代抗精神病药物即典型抗精神病药物,主要作用于多巴胺 D_2 受体,如氯丙嗪、奋乃静、氟奋乃静、三氟拉嗪、氟哌啶醇等。

第二代抗精神病药物,即非典型抗精神病药物,作用于5-羟色胺受体和多巴胺受体,利培酮、齐拉西酮、奥氮平、氯氮平、喹硫平、氨磺必利、齐拉西酮或阿立哌唑等。

26. 抗精神病药副作用有哪些?

抗精神病药不良反应主要有:① 锥体外系症状:最常见的是静坐不能及烦躁不安。② 迟发性运动障碍:是患者接受数月或数年抗精神病药治疗后出现的异常运动。表现为手足徐动或快速舞蹈样抽动。③ 代谢不良反应:包括体重增加、血脂水平升高和胰岛素抵抗。④ 内分泌紊乱:催乳素升高水平,导致女性发生乳溢和月经失调,男性发生性功能障碍和乳腺发育。⑤ 其常见不良反应包括镇静、肝功能损害、血液系统、心血管系统和抗胆碱能作用。

27. 认知功能损害对精神分裂症患者康复的重要性？

认知功能损害是精神分裂症患者的核心症状之一，可分为客观损害（对职业、社交、自理方面和独立生活的损害）和主观损害（生活质量损害和疾病负担），累及注意力、信息处理速度、工作记忆、动机、执行功能等。大部分的精神分裂症患者存在认知损害，甚至在发病之前就已经出现或诊断。认知功能的损害不仅会影响患者的社会和日常生活技能，还会影响治疗的依从性，是影响患者功能结局的最主要因素。

28. 抗精神病药物对认知功能损害无效或加重？

抗精神病药物对精神病阳性症状有较好的疗效，随着治疗的延续，阳性症状会逐步缓解，但对认知功能损害无效。且大部分抗精神病药物对 H_1 受体、M_1 受体有较高的亲和力，拮抗这些受体与认知功能损害有关。如果患者本身合并阴性症状，那认知功能损害甚至可能进一步加剧。同时，长期大剂量服用药物的敏感度下降，产生不良反应，更容易对认知功能造成损害。

29. 精神分裂症新药开发的靶点有哪些？

目前研发的多巴胺受体靶点之外的药物：① 磷酸二酯酶抑制剂（米力农）；② 胆碱能系统，如烟碱型乙酰胆碱受体激动剂；③ 激素（催产素）；④ 谷氨酸能系统（右美沙芬）；⑤ γ氨基丁酸受体构调节剂（大麻二酚、神经激肽-3）和激动剂；⑥ 神经肽类；⑦ 抗炎药，包括抗生素和环氧合酶抑制剂；⑧ μ 受体拮抗剂；⑨ 脑源性神经营养因子、神经调节蛋白-1；⑩ $α_2$ 受体系统，如普萘洛尔（心得安）、右美托咪定；其他，如硝普钠。

30. 麻醉/麻醉辅助用药与抗精神病药物之间存在关系吗？

麻醉/麻醉辅助用药主要作用于γ氨基丁酸（GABA）能系统和谷氨酸能系统，抗精神病药物主要作用于多巴胺和5-羟色胺受体系统。但中枢神经系统中各种神经递质之间相互调控，麻醉/麻醉辅助用药与抗精神病药物直接/间接作用于共同的靶点。如 GABA 能神经元调控谷氨酸能神经元的放电和活动；谷氨酸能神经元、GABA 能神经元、乙酰胆碱能及肾上腺素能神经元亦可调控多巴胺的释放。因此，大部分麻醉/麻醉辅助用药也可用作抗精神病药物。

31. 全麻药的具体作用机制？

吸入和静脉全麻药主要作用于γ氨基丁酸受体（GABA$_A$Rs）和N-甲基-D-天冬氨酸受体（NMDARs），促进抑制性神经传递，降低兴奋性神经传递，致大脑兴奋/抑制倾向于抑制而发挥麻醉作用。GABA$_A$Rs是大脑中最丰富的抑制性递质受体，GABA$_A$R激活后，氯离子内流，膜电位降低，介导抑制性神经传递，在兴奋/抑制（E/I）平衡中起着关键作用。全麻药也可以作用于其他受体如甘氨酸受体、乙酰胆碱受体和海人藻酸受体，以及钠离子和钾离子通道。

32. 主要作用于GABA$_A$Rs和NMDARs的全麻药分别有哪些？

常用全麻药有以下几种：吸入全麻药如异氟烷，七氟烷，地氟烷和氙气、笑气；静脉全麻药如异丙酚，依托咪酯，氯胺酮。其中，氯胺酮、氙气和笑气，主要作用于N-甲基-D-天冬氨酸受体（NMDARs），其余的5种主要作用于γ氨基丁酸受体（GABA$_A$Rs）。此外，全麻药物常和镇静催眠药及安定药复合使用。

33. 临床麻醉常用的镇静催眠药和安定药有哪些？

镇静催眠药和安定药都属于中枢神经系统抑制药物，常常作为麻醉前用药，局部麻醉的辅助用药及静脉复合麻醉的组成部分。镇静催眠药过去常用的是巴比妥类（苯巴比妥、戊巴比妥等），现在已经较少使用。安定药物最常用的是苯二氮䓬类（如地西泮、劳拉西泮、硝西泮、氟硝西泮、咪达唑仑等），其次是吩噻嗪类（氟哌啶醇、氟哌利多）和丁酰苯类（氯丙嗪、奋乃静、异丙嗪等）。

34. 临床麻醉常用的镇静催眠药和安定药有哪些可用于抗精神病药物？

临床麻醉常用的镇静催眠药和安定药巴比妥广泛用于焦虑症的治疗，常见的药物包括戊巴比妥和硫喷妥钠等药品。苯巴比妥常用于抗癫痫药。苯二氮䓬类主要用于治疗广泛性焦虑障碍、失眠障碍、激越、抽搐、癫痫、肌肉痉挛、酒精依赖戒断综合征及精神科的联合用药。丁酰苯类属于第一代抗精神病药物（FGAs），用于治疗精神分裂症以及抗焦虑药。吩噻嗪类属于FGAs，用于治疗精神分裂症，抗过敏、抗呕吐。

35. 苯二氮䓬类（BDZs）的主要作用机制是什么？

γ氨基丁酸受体A型（GABA$_A$Rs）有19个亚基：α_{1-6}, β_{1-3}, γ_{1-3}, δ, ε, θ, π, ρ_{1-3}。GABAARs是由2个α亚基，2个β/θ亚基以及1个γ/δ或亚基组成异五聚体离子

通道。BDZs 药物作用于 GABA$_A$Rsα 亚基（α$_1$，α$_2$，α$_3$，或者 α$_5$）上的 BDZ 位点，增强 GABA 与其受体结合，促进 GABA 能神经传递和突触抑制效应，从而产生镇静催眠、抗焦虑、遗忘、中枢性肌肉松弛作用。

36. 苯二氮䓬类（BDZs）作用的特异性？

BDZs 主要表达于大脑和小脑的皮质，其次是纹状体和丘脑。BDZs 与不同脑区的 BDZ 受体结合产生不同的作用，如：和边缘系统的 BDZ 位点结合可能是产生抗焦虑作用的主要机制，和脊髓的 BDZ 位点结合与肌松有关。且 BDZs 与不同亚基上的 BDZ 位点结合，作用机制也不同。如：α$_1$ 主要和镇静遗忘作用有关，α$_{2/3}$ 有缓解焦虑和放松肌肉的作用。α$_{1/2}$ 和 α$_5$ 有抗惊厥作用。α$_5$ 亚型也可能在缓解疼痛中发挥作用。

37. 目前除了 BDZs，以 GABA$_A$Rs 为靶点的抗精神病药物研发情况？

至今，苯二氮䓬类仍是抗焦虑的一线药物，也用于治疗住院患者的躁狂和激越，并可以用于各种麻醉的联合用药。但其成瘾性、依赖性、停药戒断症状及认知损害的风险限制了其作为抗精神病药物的临床应用。新的 GABA$_A$R 靶点药物：如 2019 年 FDA 批准进入市场的 GABA$_A$R 正变构调节剂别孕烯醇酮可快速显著改善产后抑郁，GABA$_A$R 正变构调节剂 TPA-023，可改善部分精神分裂症患者的认知障碍。这些结果表明 GABA$_A$R 是治疗精神分裂症阴性症状和认知障碍的最有希望的靶点之一。

38. 除镇静催眠药和安定药，还有哪些常用的全麻药/辅助药也用于抗精神病治疗？

① 环氧合酶 2（COX-2）抑制剂：精神分裂症的病理生理学涉及免疫反应失衡，COX-2 抑制剂可以影响免疫系统，塞来昔布已被测试为精神分裂症的一种可能的辅助治疗方法。② 氯胺酮：有望作为一种快速治疗难以治疗的抑郁症的药物，并揭示情感障碍的发病机制。③ 静脉全麻药丙泊酚和吸入全麻药异氟烷用于治疗难治性抑郁，取得了很好的临床疗效。④ α$_2$ 受体激动剂右美托咪定舌下膜制剂在临床前和临床研究中，均被证实具有抗激越作用。

39. 主要作用于 NMDARs 的 N$_2$O 和氯胺酮具有抗精神病作用吗？

（1）早在 1953 年就有用 N$_2$O 治疗精神分裂症的报道，近 5 年来，研究报道

N₂O 或者 N₂O 联合异氟烷用来治疗耐药性抑郁,取得了非常好的临床效果。

(2) 氯胺酮具有快速抗抑郁作用,能较好地解决目前抗抑郁起效延迟(2~4 周才起效)和难治性抑郁的两大局限。

(3) 2019 年 3 月 5 日,FDA 批准氯胺酮的右旋异构体艾司氯胺酮用于难治性抑郁症及耐药的患者。综上,这种"麻醉疗法(Narcotherapy)"给难治性精神病患者带来曙光。

40. 主要作用于 GABAARs 的吸入卤代烃类全麻药和静脉全麻药可用于抗精神病治疗吗?

20 世纪 80~90 年代,有研究报道用爆发性抑制剂量的异氟烷(约 2.5 MAC,即麻醉性的电休克)治疗难治性抑郁,早期反应率及远期的疗效显著高于电休克治疗(Electroconvulsive shock,ECT)组,且不易复发,症状得到显著的改善。该方法需要使用肌松药及气管插管,每次的治疗时间长于 ECT,麻醉深,需严密的心电监护,循环波动大,因此高龄、严重的心脑血管疾病、未控制的高血压等需谨慎。但这些研究表明,全麻药在精神疾病治疗是一个有价值的替代方案。

41. 全麻药能治疗精神分裂症吗?

目前全麻药治疗精神分裂症的研究非常少,根据精神分裂症的病理机制:γ 氨基丁酸(GABA)能神经系统缺陷及神经传递减弱,致前额皮质锥体神经元脱抑制,兴奋/抑制失衡,由此可以推测:以 γ 氨基丁酸受体(GABA_ARs)为主要作用靶点的全麻药可增强 GABA 能神经传递,逆转锥体神经元的兴奋/抑制失衡,具有很好的治疗前景。

42. 目前有吸入全麻药治疗精神分裂症的临床前探索吗?

前期研究采用 1% 七氟烷,连续暴露 5 天,可显著改善地卓西平(MK-801)诱导的精神分裂症样小鼠的自主运动功能下降和社交障碍。而且七氟烷可以显著增加 MK-801 诱导的精神分裂症样小鼠前额皮层 γ 氨基丁酸(GABA)合成酶 GAD67 及小清蛋白阳性中间能神经元的表达、逆转前额皮质Ⅱ/Ⅲ层锥体神经元的电生理特性,具体机制需要进一步的探索。此外,本实验未对小鼠认知功能未进行检测,因此对认知功能的改善需要进一步研究。

43. 目前有七氟烷治疗精神分裂症的临床前探索吗？

课题组选择精神疾病急性期患者（精神分裂症急性发作期患者 10 例、双相障碍患者 4 例、重型抑郁症 2 例），在常规抗精神病药物治疗的基础上，每隔 1~2 天吸入 0.5%~1.5% 七氟烷 5 h（维持患者深度镇静状态，BIS 值 50~60），2 周内治疗 6 次。治疗 1 周时，治疗的有效率为 56%；治疗 2 周时，治疗的有效率为 75%，尤其是阴性症状得到快速而显著的改善。由于未进行远期回访，也未进行认知功能的评估，因此七氟烷治疗是否能改善认知功能尚需要进一步的临床研究。

44. 这种短时间内多次镇静浓度的七氟烷暴露安全性如何？

所有患者在七氟烷镇静治疗期间血压、心率平稳，未有呼吸抑制及缺氧的发生。七氟烷停止后 5 分钟内均可清醒，观察 15 分钟后，在医护人员的陪同下，步行回到病房。其中一例患者发生术后直立性低血压，平躺后自行好转。实验室检测未见肝功能损害的发生，2 例治疗前肝功能异常的患者在治疗后转为正常，虽不能由此推断七氟烷具有肝功能保护作用。但我们的研究初步证明了短时间内多次镇静浓度的七氟烷辅助治疗精神疾病急性期的安全性。

45. 七氟烷会损害认知功能吗？

近 20 年来大量全麻药神经毒性的临床前研究表明临床/高于临床剂量的全麻药，尤其是长时间暴露（>6 小时），多次暴露，损害发育的大脑及老年大脑，致远期认知功能损害。但是在成年动物和人类，七氟烷未见显著的神经损害作用。目前七氟烷可用于重症监护病房的长时间镇静，改善临床结局，未见肝肾功能损害。且也有研究表明，临床浓度/亚临床浓度的七氟烷具有器官保护作用，但需要大量临床数据来验证。

46. 和 FGAs 和 SGAs 相比，吸入全麻药七氟烷治疗精神分裂症有什么潜在的优势？

七氟烷治疗精神分裂症潜在的优势如下：① 起效迅速，可快速控制急性期症状；② 无创地给药方式；③ 97% 经肺以原型排出，肝肾毒性小；代谢快，3~5 分钟；④ 直接作用于 γ 氨基丁酸受体 A 型（GABA$_A$Rs），增强抑制性神经传递；⑤ 具有神经保护作用，尤其是有研究表明低浓度的吸入全麻药七氟烷具有促进神经干细胞增殖、促进脑源性神经营养因子分泌、改善神经可塑性等神经保护作用。

47. 吸入全麻药七氟烷治疗精神分裂症的可能机制？

根据我们前期的探索结果，可能的机制为：① 七氟烷直接作用于 γ 氨基丁酸受体 A 型（GABA$_A$Rs），增强抑制性神经传递，调控神经环路的兴奋/抑制平衡；② 促进神经干细胞增殖；③ 促进脑源性神经营养因子的释放；④ 七氟烷直接作用于 GABA$_A$Rs，增强抑制性神经传递，负性调控多巴胺和 5-羟色胺释放；⑤ 七氟烷具有免疫调控功能，调节免疫及抗炎。

48. 七氟烷治疗精神分裂症的缺点和不利条件有哪些？

① 麻醉医师缺乏诊断和对病情的评估与观察，必须与精神科医生联合治疗；② 需要特殊设备；③ 需要全程监护；④ 疗效不能维持；⑤ 目前尚不明确短期内多次低浓度的暴露的不良反应。

（宋兴荣）

参考文献

[1] 赵靖平，施慎逊，司天梅，等. 中国精神分裂症防治指南第二版[M]. 北京：中华医学电子音像出版社，2015.
[2] 陆林，方贻儒，江开达，等. 沈渔邨精神病学[M]. 北京：人民卫生出版社，2021.
[3] 张道龙译. DSM-5 鉴别诊断手册[M]. 北京：北京大学出版社，2016.
[4] Ward K, Citrome L. The treatment of acute agitation associated with schizophrenia or bipolar disorder: Investigational drugs in early stages of their clinical development, and their clinical context and potential place in therapy[J]. Expert Opin Investig Drugs, 2020, 29(3): 245-257.
[5] Pacciardi B, Calcedo A, Messer T. Inhaled loxapine for the management of acute agitation in bipolar disorder and schizophrenia: Expert review and commentary in an era of change[J]. Drugs R D, 2019, 19(1): 15-25.
[6] Keller WR, Kum LM, Wehring HJ, et al. A review of anti-inflammatory agents for symptoms of schizophrenia[J]. J Psychopharmacol, 2013, 27(4): 337-342.
[7] Ved HS, Doshi GM. A review on emerging drug targets in treatment of schizophrenia[J]. Curr Drug Targets, 2020, 21(15): 1593-1605.
[8] 段世明，戴体俊，徐美英，等. 麻醉药理学[M]. 北京：人民卫生出版社，2000.

[9] Tadler SC, Mickey BJ. Emerging evidence for antidepressant actions of anesthetic agents [J]. Curr Opin Anaesthesiol, 2018, 31(4): 439-445.

[10] Mickey BJ, White AT, Arp AM, et al. Propofol for treatment-resistant depression: A pilot study[J]. Int J Neuropsychopharmacol, 2018, 21(12): 1079-1089.

第十一章

孤独症谱系障碍

1. 什么是神经发育障碍?

神经发育障碍是一组在发育阶段起病的疾病。指从胎儿期到18岁心理发展成熟以前,各种有害因素损害神经系统导致神经心理发展的各个方面不能遵循发育规律健康地发展。这些障碍一般出现在发育早期,并以引起个体社交、学业或职业功能损害的发育缺陷为特征。发育缺陷的范围不同,从非常特定的学习或执行功能控制的局限到社会技能或智力的全面损害。

2. 常见的神经发育障碍有哪几种?

神经发育障碍主要包括:智力发育障碍、孤独症谱系障碍(Autism spectrum disorders,ASD)、注意缺陷多动障碍(Attention-deficit hyperactivity disorder,ADHD)、儿童交流障碍、特定学习障碍、抽动障碍、运动障碍、其他神经发育障碍、分类和未分类的神经发育障碍。

3. 广泛性发育障碍包括哪几种?

广泛性发育障碍是一组起病于婴幼儿期的全面性精神发育障碍。主要表现为人际交往和沟通障碍,个体在各种场合多种功能活动全面受损。个体之间症状严重程度差异较大。精神症状常在5岁以内明显,以后可有缓慢的改善,多数患儿伴有精神发育迟滞。美国精神障碍诊断与统计手册第4版(DSM-Ⅳ)将广泛发育障碍归为5种:孤独症(Autism)、雷特综合征(Rett's)、童年瓦解性(衰退性)精神障碍、阿斯伯格(Asperger)综合征和未分类的广泛性发育障碍。

4. 什么是孤独症谱系障碍(ASD)?

ASD是广泛性发育障碍中最常见、最具有代表性的疾病。该疾病起病于婴幼儿时期，以社会交往障碍、交流障碍、局限的兴趣及刻板与重复的行为学方式为主要临床特征的神经发育障碍，多数患儿伴有不同程度的精神发育迟滞，是导致儿童精神残疾的最重要疾病之一。

5. 孤独症谱系障碍(ASD)的起病年龄？

ASD起病于发育早期，多在36个月以内。其中，约2/3的患儿于出生后逐渐起病，约1/3的患儿在经历1～2年的正常发育阶段后退行性起病。

6. 孤独症谱系障碍(ASD)的核心症状？

国际疾病分类第11版(ICD-11)和精神疾病诊断和统计手册第5版(DSM-5)将ASD的核心症状分为两大领域，即社交互动与社交交流能力的持续性缺陷，以及受限的、重复的行为模式、兴趣或活动。

7. 孤独症谱系障碍(ASD)的其他症状及共病？

（1）ASD常存在其他精神症状，如睡眠障碍、情绪不稳、多动、冲动、自伤等。

（2）多数患者会共患其他精神障碍，包括智力发育障碍、注意缺陷多动障碍、焦虑障碍、强迫障碍、情感障碍、进食障碍等。

（3）还可能存在染色体异常，如脆性X综合征、21-三体综合征等。

（4）部分患儿存在某些躯体症状或躯体共病，包括胃肠功能紊乱、癫痫、结节性硬化、脑瘫等。

8. 孤独症谱系障碍(ASD)的临床评估包括哪几方面？

对于存在可疑ASD症状的患儿，建议进行以下检查和评估：① 躯体和神经系统检查；② 精神检查；③ 发育水平及智能评估，可采用丹佛发育筛查量表(DDST)、格赛尔发展诊断量表(GDDS)、心理教育评定量表(PEP)等对患儿发育水平进行评定；可根据患者年龄、语言及配合程度选择中国比奈智力测验、韦氏学龄儿童/学龄前儿童智力量表(WISC/WPPSI)等对患者智力水平进行评定。

9. 常用的孤独症谱系障碍(ASD)筛查量表包括哪些？

国家卫生健康委员会发布的《儿童孤独症诊疗康复指南》和《儿童心理保健技术规范》中提示疾病的线索和预警征有助于ASD的早期识别。常用的筛查量表包括克氏孤独症行为量表(CABS)、孤独症行为量表(ABC)、改良婴幼儿孤独症量表

(M-CHAT)、孤独症谱系障碍筛查问卷(ASSQ)等。

10. 常用的孤独症谱系障碍(ASD)诊断量表包括哪些?

诊断量表包括儿童孤独症评定量表(CARS)、孤独症诊断访谈量表(ADI)、孤独症诊断观察量表(ADOS),后两个量表需要经过系统培训获得资格后方可使用。

11. 孤独症谱系障碍(ASD)的实验室检查有哪些?

实验室检查有遗传代谢病筛查、甲状腺功能检查等。脑电图及脑影像检查(头颅 MRI 和 CT);遗传学检查包括染色体核型检查、基因突变检测。

12. 孤独症谱系障碍(ASD)的诊断要点?

在临床工作中,可结合美国精神障碍诊断与统计手册-5(DSM-5)诊断标准对患儿进行诊断。诊断要点包括:① 起病于发育早期;② 以在多种场合下社交互动和社交交流方面存在的持续性缺陷和受限的、重复的行为模式、兴趣或活动为主要临床表现;③ 上述症状导致社交、职业或目前其他重要功能方面的有临床意义的损害;④ 上述症状不能用智力障碍(智力发育障碍)或全面发育迟缓等来更好地解释。

13. 孤独症谱系障碍(ASD)的鉴别诊断有哪些?

鉴别诊断主要包括:① 发育性言语或语言障碍;② 智力发育障碍;③ 注意缺陷多动障碍;④ 选择性缄默;⑤ 反应性依恋障碍;⑥ 儿童精神分裂症。且多数自闭症的患儿也会共患上述神经发育障碍,因此,鉴别诊断非常重要。

14. 孤独症谱系障碍(ASD)的治疗原则?

ASD 的治疗原则是:

(1) 早诊断、早干预对改善患者预后具有非常重要的意义;

(2) 选用科学有效的、具有良好循证医学证据的治疗方法进行干预;

(3) 选择综合治疗的方法进行干预,如教育训练、行为治疗、药物治疗等;

(4) 坚持长期治疗。ASD 是严重影响患者社会功能的慢性甚至持续终身的疾病。因此,应坚持长期的治疗干预,提高患者及其家庭的生活质量。

15. 孤独症谱系障碍(ASD)的治疗方法有哪些?

多种治疗方法被用于 ASD 的治疗,很多治疗方法尚缺乏良好的循证医学证据或已被否定。目前 ASD 的治疗方法主要有:教育康复、问题行为管理与矫正、药物治疗如利培酮和阿立哌唑。

16. 孤独症谱系障碍(ASD)在什么情况下选择药物治疗?

ASD 以教育康复为主,药物治疗不是首选,但在患儿存在较严重的情绪不稳、自伤、攻击和破坏性行为,而行为矫正方法无效或者不可获得的情况下,或共患其他精神障碍时,可以采用药物治疗。

17. 孤独症谱系障碍(ASD)的药物治疗原则?

ASD 使用药物时应遵从以下原则:

(1) 权衡利弊,根据患者的年龄、症状、躯体情况合理选择治疗药物。一般情况下,学龄前儿童不建议使用精神科药物。

(2) 做好知情同意。

(3) 低剂量起始,根据疗效和药物不良反应逐渐增加药物剂量;达到理想疗效后,可连续服用 6 个月,然后逐渐减量,并视情决定是否停药。如停药症状反复,则需继续服药。

(4) 密切监测并及时处理药物的不良反应。

(5) 同时进行其他形式的治疗干预,如教育训练、行为治疗等。

18. 目前用于孤独症谱系障碍(ASD)治疗的药物包括哪些?

各类精神科药物在 ASD 中均有应用,包括抗精神病药(抗精神病药如利培酮、阿立哌唑)、三环类抗抑郁药如米氮平、5-羟色胺再摄取抑制剂如氟西汀、情绪稳定剂如双丙戊酸钠、抗焦虑药苯二氮䓬类药物、治疗注意缺陷多动障碍(ADHD)的药物、α_2 受体激动剂可乐定、右美托咪定、盐酸胍法辛缓释片等。

19. 孤独症谱系障碍(ASD)能治愈吗?

ASD 是一种神经发育障碍,没有找到明确的病因,不会被治愈,仍然是科学之谜。目前自闭症预后效果差,通常被认为是终生的慢性疾病,无法治愈。有一小部分最初被诊断为自闭症的儿童,经过治疗达到了"最佳结果"。达到该结果的儿童只是不再符合完整的诊断标准,但仍存在核心症状,以及共病症状尚未达到完全的

"痊愈"。能否达到较好的结果,与 ASD 个体本身的疾病特征及干预措施、干预时间等相关。

20. FDA 批准的治疗孤独症谱系障碍(ASD)的药物有哪些?

FDA 曾批准利培酮(多巴胺 D_2 和 5-羟色胺受体的拮抗剂)和阿立哌唑(多巴胺 D_2 受体拮抗剂,5-羟色胺受体部分激动剂)2 个产品用于自闭症治疗。这 2 种药物属于第二代抗精神病药,用于改善易怒和刻板动作的症状,而对于核心症状的社交能力缺陷则无效。

21. 孤独症谱系障碍(ASD)的病因?

ASD 的病因尚不明确。大量研究表明,ASD 是一种由生物学因素导致的神经发育障碍性疾病。遗传因素与环境因素相互作用导致脑发育异常,包括多个脑区灰质发育异常、局部脑功能异常、脑网络功能连接异常、多个神经递质系统异常等。其中,遗传因素是最主要的因素,表观遗传机制也参与发病,环境因素增加发病风险。

22. 孤独症谱系障碍(ASD)发病机制的假说有哪些?

目前普遍认为 ASD 是由遗传和非遗传因素引起的复杂疾病,但病理生理学机制尚不清楚,对发病机制的研究主要包括炎症假说、免疫假说、氧化应激假说、神经递质假说等。

23. 孤独症谱系障碍(ASD)神经递质假说包括哪些神经递质的紊乱?

目前对 ASD 患儿神经递质异常的研究主要集中于谷氨酸、γ 氨基丁酸(GABA)、多巴胺、5-羟色胺和催产素等神经系统及其信号通路的异常。且这些神经递质及相关信号通路的紊乱也参与 ASD 的共病及多种神经精神疾病的发生、发展,如精神分裂症、重度抑郁障碍、阿尔茨海默病等。

24. 孤独症谱系障碍(ASD)和 γ 氨基丁酸(GABA)能神经递质系统异常的证据有哪些?

ASD 患者和动物模型研究,都证明 GABA 信号通路与 ASD 的病理密切相关。① 多种 ASD 动物模型包括药物模型和基因鼠模型中,GABA 含量及相关的受体、信号蛋白、离子通道水平下降;② ASD 患者血清 GABA 含量改变;③ ASD 患者影像学检查或尸检发现脑组织中 GABA 受体 A 型($GABA_ARs$)和苯二氮䓬受体密度下降。④ ASD 患者 GABA 受体及代谢相关基因异常。⑤ 动物实验和初步的临床研究表明调节 GABA 信号通路不仅能够改善 ASD 共病症状,而且能改善其核心症状。

25. 孤独症谱系障碍(ASD)患者大脑是否存在兴奋/抑制失衡?

兴奋/抑制(E/I)的平衡对维持大脑正常功能起着关键作用,E/I 失衡会导致多种神经精神疾病的发生。各种原因引起的 E/I 失衡在 ASD 中总体表现为 E/I 比例的上升。E/I 失衡可能是谷氨酸能信号增加或 γ 氨基丁酸(GABA)能信号降低所致,也可能是编码神经发生、突触发生、谷氨酸受体相关的基因发生了改变。如参与兴奋性和抑制性突触形成和维持的突触黏附分子的异常在 ASD 的病理机制中已经达到证实。

26. 孤独症谱系障碍(ASD)新药开发中靶向调控 E/I 平衡的药物有哪些?

兴奋/抑制(E/I)的失衡调节剂是一组用于恢复 ASD 患者大脑皮质 E/I 功能失调的药物。这些药物包括代谢性谷氨酸受体(mGluR5)拮抗剂、N-甲基-D-天冬氨酸受体(NMDARs)拮抗剂美金刚、α-氨基-3-羟基-5-甲基-4-异恶唑丙酸受体(AMPAR)增强剂安帕金等。此外,γ 氨基丁酸(GABA)能调控剂(如 $GABA_B$ 受体激动剂 STX209)已经进入临床试验阶段。强效利尿剂布美他尼通过抑制 Na-K-Cl 同向转运体(NKCC1)来达到利尿的作用,调控中枢 GABA 能受体信号。

27. γ 氨基丁酸(GABA)能系统治疗孤独症谱系障碍(ASD)的理论依据是什么?

GABA 是人脑中最常见的抑制性神经递质,在神经早期发育过程中的增殖、分化、迁移、可塑性等事件中发挥着非常重要的作用。有越来越多的证据表明 GABA 或 GABA 能系统缺陷及其导致的 E/I 平衡比例增高与自闭症有关。因此,科学家们假设如果能增强抑制性神经传递,逆转 E/I 失衡,ASD 的症状将会得到改善或者治愈。如 $GABA_A$ 受体阳性变构调节剂 ganaxolone 和新型 δ 选择性 GABA 受体激动剂 OV101(gaboxadol,已经进入临床试验阶段)。

28. 谷氨酸能系统治疗孤独症谱系障碍(ASD)的理论依据是什么?

E/I 平衡的维持对大脑发育和正常功能的维持发挥着关键的作用,E/I 平衡由大脑皮质中兴奋性谷氨酸能神经系统和抑制性中间能神经系统共同维持,任何一方的增强或减弱而另外一方代偿不足时，都会导致 E/I 失衡而致脑功能障碍或疾病的发生。因此，拮抗 ASD 存在 E/I 平衡比例的增高，即过度兴奋的状态，因此，拮抗谷氨酸能系统可能发挥很好的治疗作用。目前，已有多种药物在研究当中，如 D-环丝氨酸、美金刚胺等。

29. 全麻药/辅助药主要包括哪些药物？

（1）吸入全麻药：异氟烷、七氟烷、地氟烷和氙气、笑气；

（2）静脉全麻药：异丙酚、依托咪酯、氯胺酮；

（3）药巴比妥类镇静催眠（苯巴比妥、戊巴比妥等），苯二氮䓬类药物（地西泮、劳拉西泮、硝西泮、氟硝西泮、咪达唑仑等）；

（4）强安定药物吩噻嗪类（氟哌啶醇、氟哌利多）和丁酰苯类（氯丙嗪、奋乃静、异丙嗪等）；

（5）阿片类镇痛药物（芬太尼、哌替啶、吗啡等）。

30. 全麻药/辅助药可以改变兴奋/抑制（E/I）平衡吗？

全麻药/辅助药主要作用于抑制性 γ 氨基丁酸受体 A 型（GABAARs）和兴奋性 N-甲基-D-天冬氨酸受体（NMDARs），致大脑皮质 E/I 平衡倾向于抑制而发挥麻醉作用。其中，异氟醚、七氟醚等卤代烃类吸入全麻药、静脉全麻药丙泊酚及苯二氮䓬类镇静催眠药主要作用于 $GABA_ARs$，激活 $GABA_ARs$，致氯离子内流，膜电位降低，增强抑制性神经传递，降低兴奋性神经传递。而氯胺酮、氙气和笑气，主要作用于 NMDARs，降低谷氨酸能兴奋性神经传递。

31. 孤独症谱系障碍（ASD）对全麻药/辅助药的反应和大脑发育正常的儿童一样吗？

ASD 患者大脑皮质兴奋/抑制（E/I）平衡倾向于兴奋，按照这个理论，ASD 应该需要更多的全麻药才能达到相同的麻醉深度。确实，有研究报道 ASD 的牙科手术需要更多的丙泊酚。在门诊诊断检查的镇静中，ASD 患儿的失败率更高，需要更多的全麻药/辅助药，相同的全麻药剂量，脑电双频指数（BIS）显著高于大脑发育正常的同年龄阶段儿童。在我们医院的门诊镇静中心，采取口服水合氯醛，复合鼻腔给予右美托咪定或颊部涂抹咪达唑仑的方法。

32. 孤独症谱系障碍(ASD)治疗中作用于肾上腺能系统的药物及其机制？

ASD 治疗中作用于肾上腺能系统的药物有：

（1）哌醋甲酯阻断去甲肾上腺素（NE）以及多巴胺（DA）的再摄取，提高突触间隙 DA 及 NE；

（2）苯丙胺，增加多巴胺的释放，从而阻断其重新摄取；

（3）托莫西汀选择性去甲肾上腺素 NE 再摄取抑制剂，抑制 NE 再摄取，间接增加前额叶皮层的 DA 活性，可能改善患者群的认知功能；

（4）选择性 α_2 受体激动剂可乐定、胍法辛。

33. 孤独症谱系障碍(ASD)治疗中使用注意缺陷多动障碍(ADHD)治疗药物的原因？

哌醋甲酯、苯丙胺、托莫西汀、可乐定、胍法辛都属于治疗 ADHD 的药物，其中哌醋甲酯是 ADHD 儿童服用最多药物。DSM-5 已确认 ASD 和 ADHD 共病的存在，在 30%～40% 的 ASD 患者中存在 ADHD，这种高发病率以及注意力不集中、多动和冲动对治疗方案和社会适应的负面影响，激发了人们对 ADHD 治疗药物在 ASD 合并 ADHD 患者中使用的兴趣。

34. 苯二氮䓬类(BDZs)/麻醉辅助药物可用于孤独症谱系障碍(ASD)的治疗吗？

可以，睡眠障碍是 ASD 患者最常见的共患病，研究报道 40%～86% 的 ASD 患儿共患睡眠障碍，同时可加重患儿的负面行为情绪问题，加重学习记忆损害、增加癫痫的发生，影响治疗效果。苯二氮䓬类（BDZs）是主要的镇静催眠药物，用于 ASD 患儿严重的睡眠障碍，以及激越状态下的镇静。

35. 哪些麻醉/辅助用药已用于孤独症谱系障碍(ASD)及其共病的治疗？

（1）苯二氮䓬类药物（BDZs）。

（2）择性 α_2 受体激动剂可乐定、胍法辛、右美托咪定。

（3）氯胺酮、艾氯胺酮。

36. 氯胺酮治疗孤独症谱系障碍(ASD)的临床研究进展？

在一项以社交障碍核心症状为结局指标的双剂量、双盲、安慰剂对照、交叉试点试验中，采用鼻内氯胺酮治疗 14～29 岁的 ASD（N=21）。参与者被随机分配到接受两剂鼻内氯胺酮(30 mg 和 50 mg)和两剂匹配安慰剂治疗。结果表明,氯胺酮治疗对异常行为量表社会退缩量表无显著影响。氯胺酮耐受性良好,仅有短暂的轻微不良反应。本次研究入选的研究者年龄较大,且样本量较小,给药的次数较少。期望有更多的类似临床研究。

37. 目前有全麻药治疗孤独症谱系障碍(ASD)的临床前探索吗?

研究报道在特发性自闭症模型小鼠 BTBR 小鼠中,腹腔注射丙泊酚,显著改善了社交方式和重复行为方面,无任何不良反应。异丙酚通过 γ 氨基丁酸(GABA)能神经传递改善 BTBR 小鼠自闭症表型,提示了丙泊酚一种潜在的干预治疗自闭症症状的药物靶点。

38. 如果全麻药用于治疗孤独症谱系障碍(ASD),会损害认知功能吗?

临床前研究表明高剂量的全麻药,或长时间暴露(>6 小时),多次暴露,可损害发育的大脑及老年大脑,致远期的神经病理学改变和神经行为学异常。但是在人类,目前临床常用的全麻药未见显著的神经毒性作用。异氟烷、七氟烷、丙泊酚等均用于重症监护病房的长时间镇静,可改善临床结局,未见肝肾功能损害等器官毒性副作用。且也有研究表明,临床浓度/亚临床浓度的七氟烷具有器官保护作用,但需要大量临床数据来验证。

39. 全麻药治疗孤独症谱系障碍(ASD)的缺点和不利条件有哪些?

(1) 麻醉医师缺乏诊断和对病情的评估与观察,必须与儿科医生联合治疗;
(2) 儿童患者需要开发特殊设备,如类似氧帐之类的设备;
(3) 需要全程监护;
(4) 疗效不能维持;
(5) 目前尚不明确短期内多次低浓度的暴露的毒副作用。

40. 麻醉医师共同治疗孤独症谱系障碍(ASD)的未来发展方向在哪里?

全麻药通过 γ 氨基丁酸(GABA)和谷氨酸能神经系统的调控,从而调控兴奋/抑制(E/I)平衡是全麻药治疗 ASD 的理论基础。但是用药剂量应远远低于外科麻醉水平的剂量。因此,合适治疗的年龄阶段、治疗剂量、治疗次数和频率以及配合其他治疗的时机等都需要探索,是一个长期的探索过程。

41. 对于需要手术的孤独症谱系障碍(ASD)患者,术前访视中注意哪些事项?

术前访视中注意以下事项:

(1) 术前应该了解患儿的日常特殊爱好和禁忌;

(2) 培训相关的医护人员,包括如何理解和照顾他们的个人需要。缩短入院流程和术前及检查前的等待;

(3) 了解患儿的抗精神病药物治疗情况,包括入院前一段时间的用药,考虑这些药和全麻药的相互作用,明确需要停的药物;

(4) 合适的术前用药是必须考虑的,如氯胺酮、咪达唑仑、右美托咪定,且需要考虑他们能接受的给药方式。

42. 对于需要手术的孤独症谱系障碍(ASD)患者,术前访视中注意哪些事项?

(1) 建议术中使用有效的镇痛药、止吐药和静脉补液,因为许多患儿术后拒绝口服药物;

(2) 术中给以右美托咪定以减少术后出现躁动;

(3) 术中注意服用了抗精神病药物患儿的循环,及时预防和发现低血压及高热。

(4) 术后给予镇痛、保持安静的环境,尽早出院减少不熟悉环境的不适和刺激。

43. 对于门诊需要镇静的孤独症谱系障碍(ASD)患者,麻醉医师如何选择镇静方式?

门诊镇静可选用口服水合氯醛、口服氯胺酮、颊黏膜涂抹咪达唑仑、右美托咪定滴鼻这些无创给药的方式给予镇静。也可以联合使用上述2种以上的方法:如口服水合氯醛复合颊黏膜涂抹咪达唑仑/右美托咪定滴鼻,口服氯胺酮+颊黏膜涂抹咪达唑仑/右美托咪定滴鼻,颊黏膜涂抹咪达唑仑+右美托咪定滴鼻等均可很好地完成诊断检查的镇静需求。

(赵天云)

参考文献

[1] 陆林,方贻儒,江开达,等.沈渔邨精神病学[M].北京:人民卫生出版社,2021.

[2] Henneberry E, Lamy M, Dominick KC, et al. Decades of progress in the psychopharmacology of autism spectrum disorder[J]. J Autism Dev Disord, 2021, 51(12): 4370-4394.

[3] Robertson CE, Ratai EM, Kanwisher N. Reduced gabaergic action in the autistic brain[J]. Curr Biol, 2016, 26(1): 80-85.

[4] Sohal VS, Rubenstein JLR. Excitation-inhibition balance as a framework for investigating mechanisms in neuropsychiatric disorders[J]. Mol Psychiatry, 2019, 24(9): 1248-1257.

[5] Hadjikhani N, Asberg Johnels J, Lassalle A, et al. Bumetanide for autism: More eye contact, less amygdala activation[J]. Sci Rep, 2018, 8(1): 3602.

[6] Canitano R, Palumbi R. Excitation/inhibition modulators in autism spectrum disorder: Current clinical research[J]. Front Neurosci, 2021, 15: 753274.

[7] Ligsay A, Van Dijck A, Nguyen DV, et al. A randomized double-blind, placebo-controlled trial of ganaxolone in children and adolescents with fragile x syndrome[J]. J Neurodev Disord, 2017, 9(1): 26.

[8] Bird LM, Ochoa-Lubinoff C, Tan WH, et al. The stars phase 2 study: A randomized controlled trial of gaboxadol in angelman syndrome[J]. Neurology, 2021, 96(7): e1024-e1035.

[9] Li BL, Yuen VM, Zhang N, et al. A comparison of intranasal dexmedetomidine and dexmedetomidine plus buccal midazolam for non-painful procedural sedation in children with autism[J]. J Autism Dev Disord, 2019, 49(9): 3798-3806.

[10] Arnsten AFT. Guanfacine's mechanism of action in treating prefrontal cortical disorders: Successful translation across species[J]. Neurobiol Learn Mem, 2020, 176: 107327.

[11] Wink LK, Reisinger DL, Horn P, et al. Brief report: Intranasal ketamine in adolescents and young adults with autism spectrum disorder-initial results of a randomized, controlled, crossover, pilot study[J]. J Autism Dev Disord, 2021, 51(4): 1392-1399.

[12] Cai Y, Wang L, Xiao R, et al. Autism-like behavior in the btbr mouse model of autism is improved by propofol[J]. Neuropharmacology, 2017, 118: 175-187.

第十二章

小 儿 多 动 症

1. 什么是小儿多动症?

多动症,又称"注意缺陷-多动障碍",是儿童时期很常见的一种慢性心理行为障碍。主要特征是与年龄不相符的注意力不集中、活动过多、冲动任性等,常常伴有不同程度的认知障碍和学习困难。多动症常见于学龄儿童,70%的患儿症状可持续到青春期,30%~50%持续到成年。

2. ADHD 与小儿多动症有什么关系?

ADHD 就是英文"attention deficit hyperactivity disorder"的缩写,直译为"注意缺陷-多动障碍",即平时所说的"多动症"。ADHD 是国外学者对"多动症"的简称,它是 1987 年美国精神疾病诊断手册修订版(DSM-III-R)有关诊断多动症的新标准中采用的一个诊断名称。1994 年和 2014 年美国精神学会又对多动症的诊断标准进行了进一步的修改,但 ADHD 这一名称缩写并没有改动,目前在国内外大多都用 ADHD 这一名称缩写。

3. 为什么说小儿多动症是一种"疾病"?

尽管目前多动症的病因尚不清楚,但近年来国内外日益增多的研究发现,多动症患儿的脑部结构、脑血流变化、脑电活动、基因结构及执行功能等方面均与正常儿童有着比较明显的差异,而且这种病态的差异是长期存在的。目前,无论是心理学家、教育家、还是神经、精神学家或儿童学家,均一致认为多动症是不正常的病理生理状态,且是由神经发育障碍引起的一种"疾病"。

4. 小儿多动症好发于什么年龄?

目前多动症的病因尚未完全透彻,一般认为是由神经发育障碍引起的一种心理行为疾病,与遗传、生物及社会心理等多种因素有关,也与患儿的个性、性格、高级神经活动类型及心理素质有很大关系。多动症可发生于各个年龄阶段,大多在学龄前期(<6岁)已经开始出现症状,而到了学龄期(7~13岁),学习和生活中矛盾最突出,症状也最为明显,因此该时期到医院就诊的儿童也最多。

5. 多动症患儿的注意力有何特点?

(1) 被动注意占优势:容易对新刺激、新环境发生的变化作出反应,而主动注意能力则比较弱。

(2) 注意范围很狭窄:如只对上课内容的一小部分或感兴趣部分进行听讲。

(3) 注意力的稳定性差:不能长时间把注意力集中在特定的事物上。

(4) 注意力容易分散:容易受刺激物的影响,从而去注意那些不应该注意的事物。

(5) 注意选择能力差:如对学习不感兴趣,而去注意那些活动多变的场面。

(6) 注意分配很困难:当同时进行两种以上的活动时,常出现分配困难。

6. 多动症患儿存在什么样的心理缺陷?

(1) 注意障碍。
(2) 情绪不稳定。
(3) 自卑恐惧心理。
(4) 反感厌恶情绪。
(5) 意志不坚定。
(6) 对学习不感兴趣。

7. 多动症有哪些常见的病因?

(1) 遗传因素:多动症具有明显的遗传学特征。

(2) 轻微的脑损伤:胎儿期、新生儿期或婴幼儿期的脑损伤(母孕期异常、新生儿脑缺氧、脑缺血等)。

(3) 大脑发育异常:脑体积和结构变化、特殊化学物质的改变、特定脑区活动改变。

(4) 环境因素:孕产期的不良因素,如母亲吸烟喝酒以及环境污染如重金属污染。

(5) 社会心理因素:家庭、学校和社会因素及儿童自身的心理因素等。

(6) 其他：某些微量元素的缺乏、中毒或多次接受手术麻醉等。

8. 多动症患儿的多动有何特点？
（1）多动是持续性的。
（2）多动是逐渐出现的。
（3）并非绝对的"多动"。
（4）动作常无目的性。
（5）并非所有的患儿都多动。
（6）多动大多至青春期后逐渐消失。

9. 多动症有哪些常见的共病？
多动症的表现主要是注意力不集中、多动和冲动，但实际上单纯的多动症大约只有1/3，大部分都同时伴有其他疾病，我们称之为共病。这些共病包括对立违抗障碍、品行障碍、学习困难、抽动症、焦虑症、抑郁症、孤独症、心境孤独、特殊运动技能发育障碍和物质滥用等。由于这些共病的存在，使得多动症的症状变得不典型或更加复杂，也加重了多动症的病情，常给诊断和治疗带来困难。

10. 小儿多动症患者有性别差异吗？
研究发现，多动症患者存在明显的性别差异，男孩的发病率比女孩高，在国外男女比为4∶1～9∶1，国内则为2∶1～3∶1。男孩生性较女生好动，而女生则偏向文静。所以，多动症男孩的症状较为突出，多表现为"多动型"；而多动症女生的症状则较少，多表现为"非多动型"。近年来，随着综合诊断的提出，结果表明男女之间差异并没有如此大。去掉男孩个性中较女多动的因素，男女患病率之比在1.5∶1～2∶1。

11. 多动症患者脑功能区有什么MRI变化？
近年来，不少研究采用磁共振（MRI）对多动症患者儿童的大脑进行了检查，发现多动症患儿的脑解剖与正常儿童之间存在许多差异。如多动症患儿全脑与小脑体积小于正常组，右前脑皮质较对照组小，且额叶失去了正常儿童的对称性；也有研究发现多动症患儿的右额叶比左额叶小，以及整个大脑的矢状面积较小，尤其是胼胝体膝部、压部及前部，且失去了正常儿童的对称性。最近有学者用最先进的功能磁共振（fMRI）检查多动症患儿的脑部，也发现了相似的结果。

12. 多动症如何诊断？

国内外目前大多采用综合性的评价来进行临床诊断和鉴别。

（1）收集和记录病史。

（2）与患儿交谈和体格检查，包括"软性神经征"及发育畸形的检查。

（3）心理评估：由家长、老师和医生根据各种量表（行为和功能）进行判定评分。

（4）进行多动症的神经心理测试。

（5）进行必要的脑电生理检查。

（6）有选择地进行智能和认知能力测试。

（7）脑影像学检查、脑电图和血生化、尿常规和实验室检查。

（8）做出诊断和共病的鉴别诊断。

13. 多动症的评定量表是怎样的？

临床上用于多动症评估的量表较多，常用的评估量表如下：

（1）评估多动症症状的量表 SNAP-IV 行为量表，多动症诊断量表（ADHD DS-P），注意缺陷—多动和攻击量表（IOWA），范德比尔特多动症评定量表（VARS）等。

（2）评估多动症共患病的量表 Conners 症状问卷（PSQ，TRS），Achenbach 儿童行为量表（CBCL），Rutter 儿童行为量表，长处和困难量表（SDQ），埃克森个性问卷（EPQ），儿童焦虑障碍筛查表（SCARED）等。

（3）评估社会功能的量表 Weiss 功能缺陷量表（WFIRS-P），儿童困难问卷（QCD），儿童大体评定量表（CGAS）等。

14. 脑部位 CT 和 MRI 可以诊断多动症吗？

研究显示多动症患儿的脑 CT 检查结果与正常儿童没有明显异常，但核磁共振（MRI）却发现了一些异常改变：多动症患儿的大脑体积较正常儿童较少，右侧大脑较左侧小，基底神经核及前额叶等部位均较正常儿童小，且失去了对称性，小脑和脑室系统也存在异常等。最先进的功能核磁（fMRI）也发现了类似的结果。磁共振检查的结果支持了有关多动症的病理生理假说。对多动症的病因及发病机制有一定的帮助，不过特异性不强，尚不能作为诊断证据。

15. 有无对多动症的诊断的心理测试？

心理测试是对反映心理品质的行为进行定量化分析和描述的一种方法，尤其是对儿童的注意力很有意义。国内外许多学者曾对多动症的神经心理检查做过研究，认为心理测试对于了解患儿的心理活动、反映其注意力都很有帮助。目前用于多动症诊断的心理测试方法有很多，各种方法均有其特点和应用范围，常用的主要有以下几种：如韦氏测验法(WISC-R)、儿童智力筛选40题测验、绘人形法、本德完形测验和注意划削实验等。

16. 多动症和抽动症是一回事吗？

抽动症，又称抽动-秽语综合征或 Tourette 综合征，它除了抽动的症状外，常有注意力不集中和冲动行为等，导致学习成绩下降。抽动症与多动症发病根源有相同之处，都与心理素质不稳定的因素有关，但多动症和抽动症是2种不同的疾病。抽动症有其独特的临床症状，主要表现为不自主地反复快速的肌肉抽动和发声抽动，并可伴有强迫性动作和思维行为障碍。临床上，多动症和抽动症常互为共病，容易漏诊和误诊，应值得注意。

17. 多动症与甲亢如何鉴别？

(1) 甲亢患儿除了有行为异常外，还有食欲增加、怕热多汗、易于疲乏和体重下降等症状。

(2) 甲亢患儿体检都有不同程度的甲状腺肿大，左右对称，部分患儿有轻度眼球突出。另外还有心悸、心率增快、血压增高、脉压差大、心脏杂音等。

(3) 甲亢患儿血清甲状腺素 T3、T4 增高，TSH 降低，甲状腺吸碘率增加。

(4) 多动症患儿服用中枢兴奋剂疗效好，而甲亢患儿服用抗甲状腺素药物能缓解症状。

18. 多动症与精神分裂症如何鉴别？

儿童精神分裂症是一种以人格改变、思维、情感、行为等变化为主的精神障碍，多在学龄期以后发病，男孩比女孩多。早期症状是性格的变化，一向活泼的小孩变得孤僻，不爱讲话，对学习失去兴趣，注意力不集中，记忆力减退，成绩下降，有些还出现强迫症状，不守纪律、不服管教，做出许多无意义的重复动作。这些症状易被误认为儿童多动症，但儿童精神分裂症和小儿多动症是迥然不同的2种疾病，临床上应仔细鉴别诊断。

19. 强迫症和多动症之间的神经生物学联系是什么？

强迫症和多动症是一种常见的精神疾病，彼此之间和其他精神症状高度并存。在早发性强迫中，多动症（ADHD）是最常见的共病之一。结构和功能成像结果显示，在 ADHD 和强迫症患者中，异常与负责认知控制和表现监测过程的 CST 回路功能的失败相一致。例如，神经心理测试和相应的大脑激活研究表明，这 2 种疾病都存在共同的反应抑制缺陷。

20. 多动症的 3 种亚型是什么？

多动症（ADHD）被认为是一种遗传性、慢性、神经行为障碍，其特征是多动、注意力不集中和冲动。ADHD 的 3 种亚型现在已被确认：第一种主要是过度活跃的冲动，第二种主要是注意力不集中，以及前 2 种亚型的组合。

21. 多动症的临床主要治疗目标是什么？

由于每个多动症患儿的病情并不一样，存在的问题也不一样，因此应根据患儿的具体情况，制定出每个人的"个体化"治疗目标。制定目标时应注意该目标应该是现实、可行的，是可以评价的。一般应先制定一些较简单、容易实现的目标，如注意力集中、多动冲动减少等，然后再制定学习成绩的提高等目标，目标是逐步实现的，需要一个治疗过程，不可操之过急。

22. 多动症治疗有指南吗？

国外早就有了治疗多动症的指南，如美国儿科和精神科都有治疗多动症指南，欧洲也有欧版的治疗多动症指南等。目前我国也已有了中国《儿童注意缺陷-多动障碍防治指南》（简称《指南》），该指南是在卫生部领导的支持下，由中华医学会召集国内儿童精神科、儿童神经科和儿科众多著名专家于 2006 年完成的。2015 年又对该指南进行了修改，更名为《中国注意缺陷——多动障碍防治指南》。

23. 有哪些治疗多动症的药物？

（1）中枢兴奋剂：简称兴奋剂，主要指哌甲酯类，包括哌甲酯和专注达。

（2）选择性去甲肾上腺素再摄取抑制剂：托莫西汀（择思达）。

（3）中枢去甲肾上腺素调节药物：主要指可乐定，这原是一种抗高压药物，后被发现治疗多动症效果较好。

（4）抗抑郁药物：三环类（TCA$_S$），如丙米嗪、去甲丙米嗪等；杂环类，如安非他酮;选择性5-羟色胺再摄取抑制剂,如舍曲林等。

24. 是否可以用镇静剂来治疗多动症?

简单地使用镇静剂并不能增加患儿神经递质的数量,不能加速信息传递,因此临床上服用镇静剂后症状并不能改善,有时甚至加重。但极少数多动症患儿处于极度兴奋状态、过度觉醒,而服用兴奋剂后症状非但不改善,反而可能加重,兴奋不已,通宵不眠。此时,应停用兴奋剂,酌情且合理地使用镇静剂,可能暂时收到一定的效果。不过由于镇静剂有一定的不良反应,因此镇静剂一定要在医生的指导下使用。

25. 麻醉诊疗与临床诊疗的区别是什么?

多动症的发病机制尚不清楚,目前认为主要是由于中枢神经系统神经递质含量较低,使得中枢神经信息传递的功能受到影响,因此临床上出现了神经控制力下降的表现。用兴奋剂治疗多动症的机制就是通过不同的途径,使得神经递质的含量增加。而麻醉诊疗的重点在于多动症患儿处于极度兴奋状态、过度觉醒,而服用兴奋剂后症状非但不改善,反而可能加重。此时,应停用兴奋剂,酌情使用镇静剂,可暂时收到一定的预期效果。

26. 多动症患儿常用的镇静药是什么?

(1) 丙泊酚:丙泊酚是目前最常用的短效镇静催眠药,起效快、苏醒完全迅速。

(2) 氯胺酮:氯胺酮是临床常用的小儿镇静催眠药,产生边缘系统和大脑皮质分离状态,作用机制可能是在间脑水平阻断传入冲动并阻断大脑皮质和网状结构的联络通路。

(3) 右美托咪啶:右美托咪定为高选择性肾上腺素 α_2 受体激动剂,通过激动中枢神经系统脑干蓝斑引发并维持非动眼睡眠状态,产生剂量依赖性镇静与催眠作用,突出优点是产生类似自然睡眠的状态、可唤醒。

27. 麻醉医生语言对多动症患儿有什么影响?

由于多动症患儿社交能力差,人际关系不好,常常会被别人当作累赘,容易将自己封闭起来,且情绪常不稳定、易冲动、多动,往往以自我为中心难以沟通。在麻醉诊疗过程中,医生的言语变得极为关键,如何在语言上安抚其情绪和建立一种信赖的关系变得尤为重要。因此,在实施诊疗的过程前中应该使用具有关爱、同情、婉转使人增强自信的言辞。一方面，要注意不要把患儿当成一个患者，另一方面，更要注意其为一位"多动症患儿"。

28. 术前访视如何有效地与多动症儿童沟通？

（1）见面交流时获得儿童及其家长足够的信任。

（2）始终把大多数注意力放在患儿本人。

（3）保持眼神交流，更容易获得患儿信任。

（4）注意并察觉患儿心理的不稳定性，如沉默和躁动。

（5）真实可靠的叙述需执行的程序，但避免那些易引起紧张、恐惧的内容。

（6）避免让儿童面临困难的选择。

（7）避免使用会令患儿有恐惧遐想的词语。

（8）儿童清醒期间身体一定要有衣服或被单等遮盖物。

（9）即使患儿有不配合抗拒行为，也尽量避免在清醒状态下的强制抓住、按压。

29. 多动症患儿做哪些实验室及特殊检查？

实验室及特殊检查，不仅可以发现身体其他系统的异常，还有利于对患儿全身状况作一个综合评价，也有利于对多动症的病因分析、鉴别诊断和治疗时的参考。如听力、视力异常或甲状腺功能亢进也可以引起多动的症状；有心脏疾病或肝肾疾病的患儿，应慎用药物治疗，如果需要服用药物时，一定要注意药物对心脏和肝肾功能的影响，并严密观察用药反应；对有癫痫发作的患儿，应注意药物对癫痫的影响等，以免诱发癫痫发作。

30. 多动症患儿有哪些特殊疾病需要关注？

（1）其他心理行为疾病：精神发育迟滞（智力低下）、抽动障碍、学习困难、语言障碍、孤独症、精神分裂症、适应障碍、行为障碍、焦虑症、抑郁症、强迫症等。

（2）感觉器官疾病：主要是听力、视力障碍和慢性鼻窦炎等。

（3）整体疾病：甲状腺功能亢进、癫痫、小舞蹈病、肝豆状核变性等。

（4）药物不良反应：长期使用抗癫痫药物、激素类等药物的不良反应。

（5）其他：如铅中毒、锌缺乏、缺铁性贫血、过敏性疾病等。

31. 多动症患儿有哪些围术期心理变化？

多动症患儿由于其独特的行为障碍，在陌生的环境，尤其与父母分离时会表现出哭闹、焦躁，不仅无法用言语给予解释取得信任，且躁动时相比于正常小儿更难安抚。因此，在进行各种谈话、处置时均需要特别照顾患儿的情绪，获取信任变得尤为重要。否则，此类患儿在出院后常出现情感行为障碍，表现为特别害怕与父母分离、厌食、失眠、做噩梦、害怕与陌生人接触等症状，重者出现大小便习惯异常及各种退行性变化。

32. 多动症患儿的用药与正常儿童是否有显著区别？

多动症患儿主要是由于中枢神经系统神经递质含量较低，使得中枢神经信息传递的功能受到影响，因此临床上出现了神经控制力下降的表现。临床上用兴奋剂治疗多动症的机制就是通过不同的途径，使得神经递质的含量增加。如一项回顾性研究结果所表明，在确诊的多动症（ADHD）儿童的基于体重异丙酚镇静剂量下，在这项研究的局限性范围内，并没有发现 ADHD 和对异丙酚的高剂量需求之间的相关性。

33. 多次全身麻醉后多动症风险会增加吗？

研究发现，与未接触麻醉的儿童相比，接受单一普通手术的儿童持续使用多动症（ADHD）药物的风险增加了 37%。即使排除了由于同时存在阻塞性睡眠呼吸暂停综合征（OSA）而有 ADHD 风险的患者，这种风险增加仍然存在。5 岁以下儿童比未接触的儿童随后需要持续使用 ADHD 药物的可能性高 37%。这些结果与其他评估类似行为结果的研究一致，并增加了早期麻醉暴露与行为和执行功能缺陷之间关联的证据，包括 ADHD 风险的增加。

34. 多动症患儿麻醉诱导过程中需要注意的事项有哪些？

镇静麻醉过程，特别是诱导过程被认为是能引起心理创伤的潜在因素，研究表明，麻醉医师对不同麻醉方式的选择可影响儿童心理障碍的程度。麻醉医师在麻醉实施前和实施期间应该使用具有同情、婉转、使人增强自信的言辞。此外，心理辅导尤其重要，已被证实对许多儿童有利。基本目的是用浅显易懂、能使人安心的术语向儿童解释将要在医院里发生的事。还需留心注意那些心理逃避型的儿童，同时进行合理的术前用药，这会使麻醉诱导更顺利。

35. 长期服用多动症药物患者的全麻是否有顾虑？

既往有报告描述了有慢性和急性非法使用安非他明病史的全身麻醉患者的严重不良反应，包括死亡。最近，一项研究表明，在选择性手术前不需要停用慢性药物剂量的安非他明。这与 25 年前麻醉实践中常见的困境类似，即在全身麻醉前是否需要停止抗高血压治疗。虽然目前还没有成功地麻醉一系列接受慢性安非他明治疗的患者，但并不建议在选择性手术前停止使用安非他明可能是必要的。

36. 为什么多动症儿童服用兴奋剂可以镇静？

由于大多数多动症患儿的大脑功能不够成熟，大脑皮质对皮质下中枢的抑制作用减弱，因此会出现皮质下中枢过度兴奋的表现，如注意力不集中、多动及冲动等。而兴奋剂正是作用于大脑，使大脑皮质能有力地控制皮质下中枢过度兴奋所表现出来的这些不恰当行为，兴奋剂是在"兴奋了大脑"后，让大脑来"管理自己"，因此服药后注意力增强、小动作减少、自控力提高，人变得"安静"了。

37. 多动症儿童服用兴奋剂会成瘾吗？

多动症患儿服用哌甲酯等中枢兴奋剂是一种对症治疗，服药后使得患儿注意力集中、多动减轻、冲动改善，但绝不会产生欣快感及情绪高涨等异常感觉。如果停药后，症状可能会重新出现，但症状不会因停药而加重。虽然从理论上讲，服用兴奋剂有成瘾的风险，但事实上这种风险极小。目前国内外学者一致认为，多动症患儿长期服用兴奋剂，一般情况下是不会成瘾的。

38. 镇静程度如何评估？

脑电双频指数可以用来监测药物的镇静和催眠作用，BIS 值越小，镇静程度越大，两者的相关性良好。使用咪达唑仑、丙泊酚时，根据清醒/镇静（OAA/S）评分标准时对患者镇静水平进行评定，但 BIS 不能反映氯胺酮的麻醉深度和氧化亚氮的镇静效果。BIS 的运算法则是根据分析成人的原始脑电图而形成的值，而小儿脑发育成熟并形成突触需持续到 5 岁，因此存在一定的差异，也需要更进一步的研究。

39. 可乐定治疗多动症有何特点？

可乐定是一种 α_2 受体激动剂，既往多用于治疗高血压。近年来人们发现此药也可以用来治疗许多心理行为疾病，可作为治疗多动症的二线药物。可乐定治疗多动症的机制并不清楚,可能是激活了抑制性突触前受体,阻滞了神经递质进入大脑,同时又使得去甲肾上腺素排泄减少,结果提高了神经递质的浓度,起到了治疗的效果。

40. 可乐定镇静的不良反应有哪些?

可乐定的不良反应较少,其主要的不良反应如下:

(1) 消化道反应:胃痛、恶心、呕吐等,多为一过性。

(2) 镇静过度:如嗜睡、疲倦。

(3) 心血管系统反应:大多较轻微,如心输出量轻度减少、低血压、心律不齐等。

(4) 其他:如口干、便秘、头痛和头晕等。

41. 多动症儿童麻醉诊疗前,需关注哪些特殊疾病?

心脏杂音:对于新近检查出心脏杂音的患儿应充分评估。上呼吸道感染(URTI)、哮喘:急性期或控制不佳的患儿应延迟各项诊疗及手术。癫痫:常存在严重的神经功能障碍。其他如贫血、镰状细胞疾病、糖尿病、阻塞性睡眠呼吸暂停综合征、肿瘤患者、饱胃患儿等。

42. 氯胺酮镇静是什么?

氯胺酮是临床常用小儿镇静催眠药,产生边缘系统和大脑皮质分离状态,作用机制可能是在间脑水平阻断传入冲动并阻断大脑皮质和网状结构的联络通路。常有脑电图癫痫样活动表现,尤其在边缘系统和皮质,但无临床癫痫。氯胺酮麻醉产生有效镇痛效应时,患者仍然睁眼(意识与环境分离的部分表象)且许多反射仍然存在,咽反射、喉反射和肌肉紧张仍然保存。

43. 氯胺酮镇静的不良反应是什么?

婴幼儿使用大剂量氯胺酮易出现呼吸抑制和呼吸暂停,偶可见伴角弓反张的全身伸肌痉挛。氯胺酮对去神经心脏有直接负性肌力效应,但完整交感神经和自主神经支配的心脏,加压效应可引起血压、心率和心输出量增加。氯胺酮可提高脑脊液压力达5~15分钟;给药15分钟内眼内压最大可增加30%且延续30分钟,此外,氯胺酮也可导致眼球震颤。氯胺酮对肝、肾脏和其他器官无毒性作用。主要缺点是幻觉和噩梦发生率较高。儿童幻觉不常见但苏醒期可出现明显兴奋。

44. 曲唑酮用于镇静的优点是什么？

作为镇静药物，曲唑酮口服后疗效高、生物利用度高（65%）、起效快（30～60分钟）、半衰期短（3～9小时）、不良反应少；同时，它有镇静、镇定和肌松作用。

45. 咪达唑仑镇静的特点是什么？

咪达唑仑具有心血管稳定，呼吸抑制短暂轻微、心血管刺激性轻微、逆行性遗忘和作用时间短等特点。可用于小儿麻醉诱导、术前镇静、麻醉辅助用药或重症监护病房镇静。可使儿童产生平稳的镇静状态，易于麻醉诱导，并且增强顺行性遗忘。少数儿童可见术后害怕、噩梦、拒食等行为问题；偶有口服后平衡失调、烦躁不安和视力模糊；呃逆与咪达唑仑经直肠、鼻或口服途径有关。口服 0.25 mg/kg 咪达唑仑可产生有效镇静和抗焦虑。

46. 多动症儿童的镇静：曲唑酮或咪达唑仑？

国外一项关于口服曲唑酮或咪达唑仑用于多动症儿童镇静的 RCT 研究表明，曲唑酮起效时间比咪达唑仑晚约 20 分钟，但维持时间更久。曲唑酮组有效率100%，而咪达唑仑组 1/3 患儿镇静不足，出现焦虑、激动、易怒和攻击性。该研究认为曲唑酮对控制 ADHD 儿童的镇静更有效。

47. 咪达唑仑对多动症儿童镇静失败的原因是什么？

研究中发现，咪达唑仑在 1/3 的病例中没有产生足够的镇静，出现了焦虑、躁动、易怒和攻击性，这是苯二氮䓬类药物的脱抑制反应的典型症状。特别是那些患有神经行为障碍的儿童容易发生这种异常反应，有两个因素被确定是原因：γ氨基丁酸（GABA）活性不成熟和不规则胆碱能活性。这表明，即使咪达唑仑产生初始镇静，这也只能在给药 30 分钟后被利用，因为效果迅速降低，焦虑和躁动复发的风险增加。

48. 右美托咪定应用于镇静的优点是什么？

右美托咪定为高选择性 $α_2$ 受体激动剂，通过激动中枢神经系统脑干蓝斑引发并维持非动眼睡眠状态，产生剂量依赖性镇静与催眠作用。相比于其他镇静药物，其突出优点是产生类似自然睡眠的状态、可唤醒，这一优点使得右美托咪啶更为安全可控。更为重要的是，其治疗剂量几乎无呼吸功能抑制，且具有镇痛、止涎、抗寒战及利尿作用。

49. 多动症儿童是否需要更大剂量的丙泊酚来取得镇静？

一项回顾性研究结果表明，在确诊的多动症（ADHD）儿童的基于体重丙泊酚镇静剂量下，并没有发现 ADHD 和对丙泊酚的高剂量需求之间的相关性。此外还发现，接受兴奋剂治疗的 ADHD 儿童比未接受药物治疗的儿童需要更低的有效剂量。此项研究增加了对 ADHD 儿童程序性镇静的必要镇静剂量稀疏的文献，这并不支持 ADHD 儿童比没有诊断的儿童需要更多的镇静剂的假设。需要进一步的对照研究来更好地理解 ADHD 和丙泊酚/镇静需求之间的关系。

50. 丙泊酚镇静的优点是什么？

丙泊酚是目前最常用短效镇静催眠药，起效快、苏醒完全迅速。

其优点有：

（1）起效迅速。

（2）恢复平稳、舒适、安静。

（3）镇静深度可控性好。

（4）术后恶心、呕吐发生率低。

（5）患儿舒适性、父母满意度高。

（6）减少脑代谢和脑血流，降低颅内压。

（7）无恶性高热风险。

（8）无环境污染风险。但对于多动症患儿的镇静，丙泊酚的应用是否作为常规仍无确切指南，需要更进一步的研究。

51. 丙泊酚镇静的不良反应是什么？

（1）注射痛明显，选择粗大肘前静脉可有效减轻。

（2）心动过缓、呼吸抑制及轻微血压下降。

（3）丙泊酚有含依地酸和含偏亚硫酸氢钠，后者可能诱发合并哮喘儿童支气管痉挛，过敏样反应在 2 种制剂均有发生。

（4）丙泊酚输注综合征：为发生于长时间、大剂量输注丙泊酚后出现的罕见而致命的临床综合征，主要临床特征包括高脂血症、横纹肌溶解、严重代谢性酸中毒、肾功能衰竭和严重心力衰竭。

（5）丙泊酚长链脂肪乳不推荐用于 3 岁以下婴幼儿。

52. 镇静后患儿如何进行呼吸监测？

除了常规的监护仪的检测项目，如心电图、血压和脉搏氧饱和度外，还应监测呼吸末二氧化碳，且传统的视诊和听诊监测呼吸是必不可少的，观察患儿充分和对称的胸部抬高，是否有吸气或呼气阻塞的体征（如三凹征、鼻翼扇动等），发绀或苍白是氧合欠佳的表现。连续听诊监测呼吸和心音是非常有用的，可用作电子设备的辅助。当发生了设备故障时，标准听诊器是评估通气的必要设备。

53. 多动症患儿未能预知困难气道如何处理？

未能预知患儿存在困难气道的情况下，麻醉医师采用常规麻醉诱导方法对患儿施行了全身麻醉，但气管插管屡屡失败，情况相对紧急，此时应：

（1）立即通知上级医师或有经验的麻醉医师，请求帮助。

（2）采用口咽通气道或鼻咽通气道，加压面罩供氧，尽量保证患儿有足够的气体交换。

（3）停止使用肌肉松弛药，必要时进行拮抗，使患儿尽快恢复自主呼吸。

（4）在尝试其他困难气管插管方法失败的情况下，需做紧急气管切开，以挽救患儿的生命。

54. 多动症患儿拔管条件及操作方法是怎样的？

（1）麻醉药物作用基本消退，无肌松药、麻醉性镇痛药的残余。

（2）患儿已开始清醒，自主呼吸已恢复正常，已有自主的肢体活动，婴儿、新生儿应在清醒状态下拔管。

（3）咳嗽、吞咽反射已恢复正常。

（4）循环功能稳定，无低体温。

55. 多动症患儿拔管后的注意事项有哪些？

（1）充分准备各种能有效通气装置以及必要时再插管的可能。

（2）完全清醒时拔管。

（3）浅麻醉下拔管应避免咳嗽和气管导管的过度刺激。

（4）小儿是否有足够的"清醒"可以拔管，主要观察患儿能否主动呼吸、张嘴、肢体的活动和呛咳后自主呼吸的恢复。

（5）苏醒期尽量少刺激患儿，以最大程度减少咳嗽和导管的刺激。

（6）完成拔管前应保留所有应有的监测。

56. 多动症患儿如何进行中枢神经系统监测？

脑氧饱和度（regional cerebral oxygen saturation，rSO_2）监测是运用近红外光谱学法对大脑局部区域混合血液（包括30%动脉血和70%静脉血）进行氧饱和度测定，借以评估脑组织氧代谢状况的一种无创性监测技术。因其具有应用范围广、不受温度和搏动血流的影响、灵敏度和特异度高等特性，可及早发现所测定脑区的氧供需平衡状况和脑血流变化情况。由于儿童较成人更不耐受缺氧，应保障儿童在围术期不出现缺氧状态以免引起神经损害，在围术期对多动症儿童监测rSO_2，尤其重要。

57. 多动症患儿苏醒期躁动怎么办？

镇静和全麻恢复期，大多数患者嗜睡、安静、脑功能逐渐恢复趋于正常或有轻度定向障碍，但仍有部分患者出现较大的情感波动，尤其是多动症、精神分裂症等精神类疾病的患者，表现为不能控制的哭泣和烦躁（躁动）不安。主要见于儿童，其中3～9岁最多，紧张焦虑是术后发生瞻望、躁动的危险因素。此外，低氧血症、高碳酸血症、胃胀气及尿潴留也可引起躁动，相关药物的残留和术后疼痛也有可能是相关原因。

（徐波　李胜超）

参考文献

[1] Y Paloyelis, MA Mehta, J Kuntsi, et al., Functional MRI in ADHD: a systematic literature review. Expert Review of Neurotherapeutics, 2014, 7(10): 1337-1356.

[2] Brem Silvia, Grunblatt Edna, Prechsler Renate, et al., The neurobiological link between OCD and ADHD. ADHD Attention Deficit and Hyperactivity Disorders, 2014, 6(3): 175-202.

[3] A. Sharma, and J. Couture, A Review of the Pathophysiology, Etiology, and Treatment of Attention-Deficit Hyperactivity Disorder(ADHD). Annals of Pharmacotherapy, 2014, 48(2): 209-225.

[4] Ing C, Ma X, Sun M, et al., Exposure to Surgery and Anesthesia in Early Childhood and Subsequent Use of Attention Deficit Hyperactivity Disorder Medications. Anesth Analg, 2020, 131(3): 723-733.

[5] Kasparek, T., P. Theiner and A. Filova, Neurobiology of ADHD From Childhood to

Adulthood. Journal of Attention Disorders, 2015, 19(11): 931-943.
[6] Tsai, C., et al., Risk of ADHD After Multiple Exposures to General Anesthesia: A Nationwide Retrospective Cohort Study. Journal of Attention Disorders, 2018, 22(3): 229-239.
[7] Brem, S., et al., The neurobiological link between OCD and ADHD. ADHD Attention Deficit and Hyperactivity Disorders, 2014, 6(3): 175-202.

第十三章

脑 性 瘫 痪

1. 脑性瘫痪的流行病学、病因是什么？如何预防？

脑性瘫痪的患病率约为 2 例/1 000 名儿童，其病因通常涉及多个方面，包括对胎儿或新生儿大脑发育产生负面影响的所有因素，如早产、胎儿生长受限、多胎妊娠、感染、出生窒息、未治疗的母体甲状腺功能减退症、先天畸形和围产期脑卒中等。早产是最常见的相关因素，但具体病因并不明确。根据病因，我们可以从产前、产时、产后来进行预防，提供常规产前检查，包括减少早产风险的措施等。

2. 脑性瘫痪的临床特征是什么？如何分类？

脑性瘫痪的临床特征是运动活动、肌张力和姿势异常。目前最常用 Ingram 和 Hagberg 提出的分类法。Ingram 通过对神经系统综合征的类型、位置以及症状的严重程度进行分类，主要分为以下临床类型：双瘫、偏瘫、双侧偏瘫、共济失调、运动障碍和混合型。所有类型中，运动障碍分为轻、中、重度。Hagberg 则主要分为以下几类：痉挛综合征、锥体外系综合征和共济失调。欧洲脑瘫监测组织提出了简单分类，分为痉挛型（单侧、双侧）和运动障碍型（动力障碍型、舞蹈障碍型）。

3. 如何进行脑性瘫痪病史询问和体格检查？

应对所有疑似脑瘫患儿进行详细的病史询问和体格检查，应包括以下要素：回顾出生前和出生时病史；回顾新生儿筛查结果；回顾家族史；评估运动发育、肌张力、评估姿势、评估协调性；筛查伴随损害（如视力或听力障碍，注意力、行为、沟通和（或）认知缺陷）、评估功能性能力方面的任何限制、评估生长情况等，评估脑瘫患儿时常需要连续检查，关注演变中的临床表现。神经系统和运动发育的标准化评估是早期识别并确诊脑瘫的关键。

4. 脑性瘫痪的诊断标准？

患者出生后 2 年内出现关键特征：运动发育和姿势异常；永久性、非进展性脑损伤；运动障碍由发育中的胎儿或婴儿脑损伤引起；运动障碍导致功能性能力和活动受限；运动障碍常伴有继发性肌肉骨骼问题、癫痫和（或）感觉、知觉、认知、沟通和行为障碍。通常需要进行连续检查才能确诊脑瘫。早期诊断的线索包括：行为异常、肌张力异常、姿势异常、持续存在原始反射、未达到运动发育标准和影像学表现（如颅脑超声和脑部 MRI）。

5. 脑性瘫痪需要重点关注的鉴别诊断有哪些？

脑性瘫痪是一种排除性诊断。脑瘫的典型症状和体征可能也可见于其他疾病，这些疾病包括神经变性疾病、遗传性代谢疾病、脑或脊髓的发育性或创伤性损伤、神经肌肉障碍或运动障碍以及肿瘤。脑性瘫痪需要和肌无力、痉挛性双瘫或四肢瘫、肌张力障碍和舞蹈手足徐动症、共济失调等疾病进行重点鉴别，通过神经影像学检查、代谢检查以及临床病程可区分这些疾病与脑性瘫痪。

6. 脑性瘫痪的治疗目标是什么？

脑瘫治疗的重点是最大限度地提高患儿的功能性能力和自理能力，同时降低失能程度。应优先考虑心理发展、交流和教育。脑瘫的管理包括专门针对患儿运动障碍的干预（如治疗痉挛、矫形和骨科手术），以及共存疾病的最佳治疗。治疗计划应着眼于促进患儿的参与性、交流、教育、社区参与以及社交和情绪发展。家庭参与同样至关重要。

7. 如何进行脑性瘫痪的功能评估和动态监测？

个体功能状态的标准化测量可指导治疗选择，并能监测功能状态随时间的变化。功能评估分为运动评估和肌张力评估。通常运用粗大运动功能分级系统根据患者的年龄和不同环境（学校、家庭和社区）的平常表现，对患者的运动功能进行分级。其他广泛使用的功能评估工具包括针对精细运动功能的手功能分级系统以及交流功能分级系统。对于肌张力评估，常常使用改良的 Ashworth 量表、Barry Albright 肌张力障碍量表、肌张力过高评估工具进行评估。

8. 脑性瘫痪有哪些常见的治疗手段？

主要包括：

(1) 技术支持(电动轮椅、用于激活交流系统的转换装置、声控电脑及其他环境控制系统等设备)。

(2) 家庭健康、社会和心理支持。

(3) 运动功能改变的管理：① 躯体训练和技能训练；② 矫形器和其他器械；③ 口服抗痉挛药(巴氯芬和苯二氮䓬类)和(或)采用 BoNT 和(或)苯酚靶向注射局部化学去神经支配治疗、选择性背侧神经根切断术。

(4) 骨科干预。

9. 麻醉治疗在脑性瘫痪肌张力障碍中的应用情况？

肌张力障碍型脑性瘫痪患者占据 70% 左右，该类患者长期承受肌痉挛从而导致步态变化和肌肉疼痛。目前用于缓解肌肉痉挛有药物治疗与神经阻滞技术。除了可以选择神经肌肉阻滞剂(A 型肉毒素)用于缓解局灶性痉挛外，具有镇静催眠作用的苯二氮䓬类药物例如地西泮也可以用于缓解全面性痉挛。另外，超声引导下神经阻滞技术也可应用于痉挛型脑性瘫痪的康复治疗中，由于其起效迅速，且疗效显著，日益受到临床重视。

10. 麻醉治疗在脑性瘫痪相关慢性疼痛中的作用？

脑瘫患者疼痛比一般人群更普遍。肌肉痉挛性挛缩是患者疼痛和残疾的主要来源，极大地限制患者的康复和自主能力。药物治疗如使用丹曲林、巴氯芬等多作用短暂或不完全。除采用经典的肌内注射肉毒杆菌毒素外，超声引导下神经阻滞作为一种安全、有效、起效快的方法，应用逐渐增多。上述两种技术可以同时使用，互为补充。如在多灶性痉挛时，为确保肉毒杆菌毒素的有效剂量，采用部分肌群使用肉毒杆菌毒素，部分采用神经阻滞的方案。

11. 麻醉治疗在脑性瘫痪相关睡眠障碍中的作用？

不同类型脑瘫因其脑损伤部位、临床症状不同而在睡眠障碍的表现上也存在差异。痉挛型脑瘫因持续的肌张力增高，关节活动范围、肢体分离运动受限而出现体位转换困难致入睡困难、夜醒等。另外，持续性肌肉、关节、神经痛也是导致睡眠障碍的因素之一，麻醉治疗中常用的神经阻滞疗法缓解肌痉挛和疼痛等症状，可以去除导致睡眠障碍因素。研究表明，星状神经节阻滞可改善病变脑部供血供氧、促进大脑运动功能恢复，从而改善患者睡眠。

12. 麻醉医生参与脑性瘫痪治疗的发展方向在哪里？

根据已发表文献的系统评价来看，脑性瘫痪中并发症发生率依次为疼痛（50%～75%）、智力障碍（50%）、言语-语言障碍（40%～60%）、膀胱控制问题（30%～60%）、视力障碍（30%～50%）、癫痫（25%～45%）、行为障碍（25%～40%）、髋关节移位（30%）、睡眠障碍（20%）、流涎（20%）、听力障碍（10%～20%）、依赖胃造瘘管喂养（7%）。其中发生率分别超过50%和20%的疼痛和睡眠障碍均可作为麻醉医师参与脑性瘫痪治疗的发展方向。

（陶涛）

参考文献

[1] Balf CL, Ingram TTS. Problems in the classification of cerebral palsy in childhood. Br Med J. 1955; 16: 163-166. doi: 10.1136/bmj.2.4932.163

[2] Hagberg G, Hagberg B, Olow I. The changing panorama of cerebral palsy in Sweden 1954-1970. Ⅲ. The importance of fetal deprivation of supply. Acta Paediatr Scand. 1976; 65: 403-408. doi: 10.1111/j.1651-2227.1976.tb04906.x

[3] Kuban, K. C., and Leviton, A. (1994). Cerebral palsy. N Engl J Med 330, 188-195.

[4] Colver, A., Fairhurst, C., and Pharoah, P. O. D. (2014). Cerebral palsy. Lancet 383, 1240-1249.

[5] Graham, H. K., Rosenbaum, P., Paneth, N., Dan, B., Lin, J.-P., Damiano, D. L., Becher, J. G., Gaebler-Spira, D., Colver, A., Reddihough, D. S., et al. (2016). Cerebral palsy. Nat Rev Dis Primers 2, 15082.

[6] Korzeniewski, S. J., Slaughter, J., Lenski, M., Haak, P., and Paneth, N. (2018). The complex aetiology of cerebral palsy. Nat Rev Neurol 14, 528-543.

[7] Bax, M. (2004). Diagnostic assessment of children with cerebral palsy. Lancet Neurol 3, 395.

[8] Rosenbaum, P. (2003). Cerebral palsy: what parents and doctors want to know. BMJ 326, 970-974.

[9] Aisen, M. L., Kerkovich, D., Mast, J., Mulroy, S., Wren, T. A. L., Kay, R. M., and Rethlefsen, S. A. (2011). Cerebral palsy: clinical care and neurological rehabilitation. Lancet Neurol 10, 844-852.

[10] Sewell, M. D., Eastwood, D. M., and Wimalasundera, N. (2014). Managing common symptoms of cerebral palsy in children. BMJ 349, g5474.

[11] Reid, L. B., Rose, S. E., and Boyd, R. N. (2015). Rehabilitation and neuroplasticity in children with unilateral cerebral palsy. Nat Rev Neurol 11, 390-400.

[12] Novak, I., Morgan, C., Adde, L., Blackman, J., Boyd, R. N., Brunstrom-Hernandez, J., Cioni, G., Damiano, D., Darrah, J., Eliasson, A.-C., et al. (2017). Early, Accurate Diagnosis and Early Intervention in Cerebral Palsy: Advances in Diagnosis and Treatment. JAMA Pediatr 171, 897 – 907.

第十四章

小 儿 肠 套 叠

第一节 小儿肠套叠的诊断以及病理生理

1. 小儿肠套叠的定义？

系指部分肠管及其肠系膜套入邻近肠腔所致的一种肠梗阻，是婴幼儿时期常见的急腹症之一。

2. 小儿肠套叠的好发人群及年龄？

本病60%的患儿年龄在1岁以内，但新生儿罕见。80%的患儿年龄在2岁以内，男孩发病率多于女孩，为3∶1～2∶1。

3. 小儿肠套叠的临床特点有哪些？

随年龄而不同，2岁以下婴儿肠套叠多为急性，儿童肠套叠多为慢性。急性与慢性肠套叠的临床表现各有其特点。急性肠套叠表现为腹痛、呕吐、血便、腹部包块及全身中毒症状；慢性肠套叠主要表现为阵发性腹痛，腹痛时上腹或脐周可触及肿块。

4. 小儿肠套叠的主要病因有哪些？

肠套叠分原发和继发2种。95%为原发性，多见于婴幼儿，婴儿回盲部系膜尚未完全固定、活动度较大是容易发生肠套叠的结构因素。年长儿发生肠套叠的肠管多有明显的器质性原因，如梅克尔憩室翻入回肠腔内，成为肠套叠的起点。

5. 小儿肠套叠的发病机制是什么？

其发病机制可能包括：① 诱发肠蠕动节律紊乱的因素，如饮食改变、病毒感染及腹泻等；② 病毒感染：可引起末段回肠集合淋巴结增生，局部肠壁增厚，甚至凸入肠腔，构成套叠起点，加之肠道受病毒感染后蠕动增强而导致肠套叠。

6. 小儿肠套叠的病理生理是什么？

肠套叠多为近端肠管套入远端肠腔内，由于鞘层肠管持续痉挛，致使套入部肠管发生循环障碍，初期静脉回流受阻，组织充血、水肿、静脉曲张。黏膜细胞分泌大量黏液，进入肠腔内，与血液及粪质混合成果酱样胶冻状排出。肠壁水肿、静脉回流障碍加重，使动脉受累，供血不足，导致肠壁坏死并出现全身中毒症状，严重者可并发肠穿孔和腹膜炎。

7. 临床上小儿肠套叠如何分类？

根据其套入部位不同分为：① 回盲型：回盲瓣是肠套叠头部，回肠末端进入升结肠，盲肠、阑尾也随之翻入结肠内；② 回结型：回肠从距回盲瓣几厘米处起套入回肠最末端，穿过回盲瓣进入结肠；③ 回回结型：回肠先套入远端回肠内，然后整个再套入结肠内；④ 小肠型；⑤ 结肠型；⑥ 多发型。

8. 小儿肠套叠的主要临床表现？

肠套叠根据起病情况分为急性肠套叠和慢性肠套叠。
① 急性肠套叠表现：腹痛、呕吐、血便、腹部包块及全身中毒症状；
② 慢性肠套叠：主要表现为阵发性腹痛，腹痛时上腹或脐周可触及肿块。

9. 如何诊断小儿肠套叠？

凡健康婴幼儿突然发生阵发性腹痛或阵发性规律性哭闹、呕吐、便血和腹部扪及腊肠样肿块时可确诊。空气灌肠 X 线检查对诊断肠套叠有决定性的诊断价值。

10. 超声检查诊断小儿肠套叠的特征性图像是什么？

在套叠部位横断扫描可见"同心圆"或"靶环状"肿块图像，纵断面扫描可见"套筒征"。

11. 小儿肠套叠需要与哪些疾病进行鉴别？

需要与下列疾病鉴别：

（1）细菌性痢疾；

（2）梅克尔憩室出血；

（3）过敏性紫癜。

第二节　小儿肠套叠的治疗

12. 小儿肠套叠有哪些治疗措施？

复位是急性肠套叠紧急的治疗措施。复位包括 2 种方式：① 非手术疗法主要是灌肠复位；② 手术治疗。

13. 小儿肠套叠治疗的复发率？

小儿肠套叠患儿有 5%～8% 的复发率。灌肠复位比手术复位的复发率高。

14. 空气灌肠治疗小儿肠套叠的适应证有哪些？

肠套叠在 48 小时以内，全身情况良好，无腹胀，无明显脱水及电解质紊乱。

15. 哪些类型小儿肠套叠不适合采用空气灌肠疗法？

禁忌证：

（1）病程已超过 48 小时，全身情况差；

（2）高度腹胀、腹膜刺激征；

（3）套叠头部已达脾曲；

（4）多次复发疑有器质性病变者；

（5）小肠型肠套叠。

16. 治疗小儿肠套叠的麻醉药物或方法有哪些？

（1）静脉麻醉应用于灌肠疗法，可使用的药物包括丙泊酚（1～2 mg/kg）、氯胺酮（1～2 mg/kg）、七氟烷（1 MAC）、右美托咪定（0.5～2 μg/kg）等。

（2）骶管阻滞：对于灌肠疗法失败、尚未发生肠管坏死的患儿，可以进行骶管阻滞，给予 1%～2% 利多卡因 0.5～1 mL/kg，或者 0.2%～0.3% 罗哌卡因 0.5～

1 mL/kg。

17. 麻醉药物治疗小儿肠套叠的相关机制？

（1）静脉麻醉可降低对机体生理反应的干扰，具有苏醒快、不良反应少的特点。研究结果显示，静脉麻醉用于灌肠复位可保证较好的治疗效果。

（2）利多卡因或者罗哌卡因，通过骶管阻滞交感神经，从而有利于肠道功能的恢复。

18. 骶管阻滞治疗小儿肠套叠的机制？

通过骶管阻滞，使支配胃肠道的交感神经被阻滞，迷走神经兴奋性增强，胃肠道蠕动增强。

19. 骶管阻滞用于治疗小儿肠套叠的适应证？

肠套叠在48小时以内，全身情况良好，无腹胀，无明显脱水及电解质紊乱。

20. 麻醉治疗存在哪些相关并发症？

（1）麻醉药物本身的不良反应，可导致呼吸和循环抑制等并发症。

（2）由于个体差异，可能存在异常的过敏反应等。

（3）骶管阻滞穿刺的相关并发症。

21. 如何防治并发症？

（1）给予静脉麻醉行灌肠复位期间，应保持静脉通路通畅，密切监护生命体征，及时进行辅助呼吸和血管活性药物支持，维持呼吸循环稳定。

（2）进行骶管阻滞，需严格无菌操作，或者在超声引导下进行，可减少穿刺相关并发症。

（许爱军）

参考文献

[1] 魏绪庚,田素杰,石宝瑞.麻醉治疗学.北京：科学技术文献出版社,1998.

[2] GAL M, GAMSU S, JACOB R, et al. Reduction of ileocolic intussusception under sedation or anaesthesia: a systematic review of complications[J]. Arch Dis Child, 2021, 20: archdischild-2021-322706.

[3] KELLEY-QUON LI, ARTHUR LG, WILLIAMS RF, et al. Management of intussusception in children: A systematic review[J]. J Pediatr Surg, 2021, 56(3): 587-596.

[4] ELZENEINI WM. Effect of general anesthesia on delayed repeat enema in pediatric intussusception[J]. Pediatr Int, 2021, 63(6): 699-703.

[5] PURENNE E, FRANCHI-ABELLA S, BRANCHEREAU S, et al. General anesthesia for intussusception reduction by enema. Paediatr Anaesth, 2012, 22(12): 1211-1215.

第十五章

体外膜肺氧合治疗心肺功能衰竭状态患者

第一节 体外膜肺氧合概况

1. 什么是体外膜肺氧合(ECMO)？

ECMO 是体外膜肺氧合(extracorporeal membrane oxygenation，ECMO)的英文缩写，也称为体外生命支持(extracorporeal life support，ECLS)，是指将机体内含氧量低的血液引流到 ECMO 设备中进行氧合，再将氧合后的血液泵入患者体内的过程。根据置管位置的不同，ECMO 一般分为静脉-静脉模式体外膜肺氧合(VV‑ECMO)和静脉-动脉模式体外膜肺氧合(VA‑ECMO)。顾名思义，VV‑ECMO 指将血液从静脉引出，通过膜肺进行氧合，排出二氧化碳，经过气体交换的血液在泵的推动下回到静脉的过程，若经过气体交换的血液回到动脉系统，则称为 VA‑ECMO。

2. ECMO 对血流动力学有何影响？

ECMO 对血流动力学的影响取决于 ECMO 类型和置管部位。VV‑ECMO 时，血液从静脉端引出，经过氧合后回到静脉系统，心脏的前负荷和后负荷均未发生改变，因此对左右心室充盈度、血流动力学无直接影响。外周置管 VA‑ECMO 时，由于血液从静脉端引出后由动脉端进入体内，ECMO 的逆向血液和左心室射出的血液在主动脉处混合，左心室后负荷增加，左心室引流不充分、左心室扩张，可能加重肺淤血和心肌缺血。随着 ECMO 流量的增加，左心室射血量减少，动脉压搏动性消失。

3. ECMO 的置管技术有哪些？

ECMO 置管技术包括经皮穿刺置管和外科切开置管。经皮穿刺置管主要选择股静脉或颈内静脉，腋静脉也可以作为一个选择，一般不会选择锁骨下静脉；动脉端优先选择股动脉。外科切开置管可采用中心置管和（或）外周置管方式。中心置管即直接在升主动脉与右心房插管；外周置管则优先选择股血管（股动脉、股静脉）。腋血管（腋动脉、腋静脉）和颈部血管可也作为外科插管的考虑部位，但颈动脉插管可能引起脑血管意外，应尽量避免在成人 ECMO 中使用。

4. ECMO 系统包括哪些组分？

ECMO 系统包括血泵、氧合器、动静脉管路、变温水箱、空气与氧气调节器（空氧混合器）和监测系统等。血泵即替代循环系统的驱动装置，分为滚压泵和离心泵两大类。氧合器即气体交换装置，可对血液进行氧合及排出二氧化碳，据其制造材质分为硅胶膜氧合器和中空纤维氧合器。ECMO 的管路由 PVC 管组成，分为有肝素涂层和无肝素涂层两类。监测系统包括压力监测器（正压监测、负压监测）、气泡探测器、流量测定装置、凝血功能监测仪器及连续血气和氧饱和度监测等。

（温君琳　李斌飞）

第二节　体外膜肺氧合适应证、禁忌证

5. VA-ECMO 的适应证包括哪些？

静脉-动脉模式体外膜肺氧合（VA-ECMO）广泛应用于各种原因导致的急性循环衰竭患者，并且可以作为心脏移植患者的辅助过渡。其适应证包括：各种原因导致的心跳骤停、心源性休克，包括暴发性心肌炎、急性心肌梗死、介入治疗突发状况、心脏术后低心排、心脏移植术后移植物抗宿主等。ECMO 也可用于难治性过敏性休克、血栓负荷重的高危肺栓塞等。除此之外，VA-ECMO 还可用于中毒患者，多为具有心脏毒性的药物中毒引起，如Ⅰ类抗心律失常药、地高辛、钙通道阻滞剂等。

6. VV-ECMO 的适应证包括哪些？

静脉-静脉模式体外膜肺氧合（VV-ECMO）一般应用于所有年龄段的急性呼

吸衰竭患者,包括各种原因导致的内科治疗无效的重度急性呼吸窘迫综合征(acute respiratory distress syndrome,ARDS),如感染、创伤、术后、肺移植术后等。VV-ECMO 技术还可应用于外科手术中辅助支持,包括先天性膈疝、气道手术、纵隔巨大肿物引起的气管压迫、肺移植术、支气管胸膜瘘、肺动脉栓塞内膜剥脱术或胸部重大创伤(如贯穿伤)的抢救。VV-ECMO 还可用于肺移植待肺患者术前过渡。

7. 体外膜肺氧合(ECMO)的禁忌证包括哪些?

随着 ECMO 辅助支持的经验越来越多,以往被认为是 ECMO 禁忌证的患者也可能取得较好的结局,因此严格的适应证和禁忌证的界限变得不那么明确。一般来说,ECMO 的禁忌证包括无法控制的大失血(如大动脉破裂),致死性脑损害,长时间的无效心肺复苏,免疫抑制性疾病,重度预后不良性疾病(如终末期癌症),多器官功能衰竭,肺动脉高压>4 kPa,肝衰竭如门静脉高压、肝硬化。

(温君琳　李斌飞)

第三节　体外膜肺氧合的并发症管理

8. ECMO 的并发症有哪些?

ECMO 并发症可分为机械相关并发症和患者相关并发症。机械相关并发症包括离心泵相关并发症、氧合器相关并发症、管道相关并发症和气栓等。患者相关并发症包括出凝血障碍、溶血、脏器功能损伤、继发感染、神经系统并发症等。

9. ECMO 离心泵相关并发症的表现和预防处理方法?

离心泵相关并发症指的是离心泵故障导致流量不足,常表现为监测不到转速。常见(1)原因为:① 流量耦合剂干燥(传感器接触不良);② 机械故障;③ 电源中断及 UPS 电池耗尽。

(2) 预防和处理方案:① 更换耦合剂;② 检查电源和开关,恢复电源、常备 UPS 电源,防止电源线断开;③ 立即使用手动驱动离心泵维持血流,更换 ECMO 机器并送检维修。

10. 氧合器相关并发症有哪些？

氧合器相关并发症：常见氧合器氧合不全和血浆渗漏。前者主要与氧合器内血栓形成相关。长时间机械辅助导致血液成分破坏增加，若同时全身抗凝不足，易导致装置内血栓形成。血浆渗漏主要与氧合器的类型、跨膜压差、辅助流量和血液破坏程度有关。

11. 氧合器相关并发症预防处理方法有哪些？

氧合器的类型是重要原因。临床上常用的氧合器有硅胶膜、微孔型中空纤维膜及聚甲基戊烯（poly_methyl_pentene，PMP）膜式氧合器。硅胶膜生物相容性高，无微孔，长时间使用不易发生血浆渗漏。微孔型中空纤维膜因微孔结构，渗漏发生可能性较高。PMP膜肺为致密中空纤维，具有疏水性，提高血液相与气相分离度，可有效防止血浆渗漏。预防和处理方案：定期检测跨膜压，及早发现装置内血栓、血浆渗漏及氧合器氧合不全，立即更换氧合器并尽快结束ECMO辅助。

12. ECMO管道相关并发症有哪些？

管道相关并发症包括：

（1）管道移位：表现为静脉端段引流不畅，管道抖动、实际流量较设定值低；动脉端阻力增大，甚至导管崩脱。

（2）管道松脱：静脉端松脱导致失血、气栓，动脉端松脱导致大量失血。

（3）置管处血管损伤：血管穿透导致局部血肿，或形成血栓、夹层、动静脉瘘。

13. ECMO管道相关并发症如何预防或处理？

为避免导管相关并发症，推荐使用超声引导下定位穿刺置管；管道缝扎牢固，并有醒目标识；定期观察置管创口是否有活动性出血或渗血、管道内有无血凝块、阻力、引流负压和周围组织变化；定期复查X线片或超声以明确导管位置是否正确。

发生管道相关并发症，处理方案包括：若患者处于烦躁状态，给予适当镇静；合理使用抗凝药；发现异常情况需马上调整管道位置，必要时选择其他部位重新置管；若损伤血管，请血管外科专科医生会诊修补。

14. ECMO的凝血系统相关并发症有哪些？

（1）出凝血障碍：表现为出血或血栓形成。出血是ECMO早期常见并发症，包括穿刺点、切开部位或手术创面出血和全身性出血如颅内出血、消化道出血、尿道出血和气道出血等。

（2）溶血：表现为血红蛋白浓度下降、血浆中游离血红蛋白浓度上升（>1.0 g/L）及血红蛋白尿，其程度随辅助流量增加、时间延长及红细胞压积升高而加重。常见原因包括管道内壁材料类型、管道扭折等形成血流剪切力、静脉负压过大、长时间流量过大和泵头或管道内血栓形成等。

15. ECMO 的凝血系统相关并发症如何预防和处理？

主要通过输注新鲜冰冻血浆、血小板和纤维蛋白原等维持凝血成分浓度，维持肝素抗凝；创面充分止血，减少不必要的穿刺操作，减少引起凝血因子消耗；保护黏膜完整性，注意护理规范操作。预防血栓形成主要是维持合适抗凝水平、防止血流淤滞；如血栓形成立即取栓、溶栓、更换套包。

溶血易造成或加重肾功能不全，导致 DIC 等严重并发症，应寻找原因并处理，如更换管路、离心泵头及减小负压等。同时，碱化尿液、利尿，必要时行血浆置换。

16. ECMO 辅助过程中可能导致哪些脏器功能损伤？

ECMO 辅助中受累的脏器主要为肾脏、肝脏和肺。ECMO 患者往往心肺功能严重受损，且大多存在有效血容量不足、组织器官灌注不良和低氧血症等情况，同时使用大剂量血管活性药物，导致肾脏灌注减少、肾小球滤过率下降。非搏动灌注、溶血、栓塞形成、儿茶酚胺分泌增加和全身炎性反应也加重肾功能的损伤，部分患者需要透析治疗。

17. ECMO 辅助过程中常见继发性感染有哪些？

ECMO 辅助中常见继发感染，包括呼吸机相关性肺炎、导管相关血流感染和血行感染等。ECMO 患者手术创面大、机械通气时间长，皮肤和黏膜屏障功能受损，免疫机能抑制，再加上深部动、静脉置管等医疗操作，极易发生包括泌尿系及消化道相关感染。

18. ECMO 辅助过程的感染如何预防和处理？

操作严格遵循无菌原则，注意手卫生，操作间内定时空气消毒，加强呼吸道管理，保证热量供给，缩短 ECMO 辅助时间。因常用经皮行深部动静脉置管，革兰阳性球菌感染可能性高,可预防性使用抗生素。因保温水箱的体温调节作用,感染症状容易被掩盖,需密切观察血常规、体温、神志改变等征象。有感染迹象时应留血、尿液、痰、分泌物和导管尖端等样本培养。一旦明确发生感染,积极引流感染灶,早期运用广谱抗生素,再据药敏及时调整用药。

19. ECMO辅助过程中常见的神经系统并发症有何表现？如何预防和处理？

常见神经系统并发症包括脑出血、脑栓塞及相关后遗症。部分患者脱离ECMO甚至出院后仍遗留神经系统后遗症,如癫痫、视觉障碍等,新生儿及小儿多见。此并发症的发生与凝血功能状态相关,采用合适的抗凝强度是最主要预防手段。如患者有脑出血倾向或已发生脑出血,应立即停止抗凝甚至ECMO辅助,以免加重脑出血或形成脑疝等严重并发症。如有脑梗死,应适当提高辅助流量,提高收缩压加强脑部灌注,防止缺血缺氧性脑病。

20. ECMO过程中发生全身炎症反应综合征的机制是什么？

ECMO过程中发生全身炎症反应综合征与心肺旁路有关,患者血液暴露于非内皮化的ECMO管路导致体内凝血及免疫系统的广泛激活。血液与ECMO环路接触,激活接触系统,触发内源性凝血级联反应,产生凝血酶和纤维蛋白。补体系统的激活增加白细胞募集反应及血管通透性,刺激释放多种炎性介质。

21. VA-ECMO过程中如何进行抗凝管理？

ECMO全身抗凝最常使用普通肝素(Unfractioned Heparin,UFH)作为抗凝剂,传统剂量范围是20～70 IU/(kg·h)。外周血置管时通常给予负荷剂量即小剂量50～100 IU/kg。对于心脏术后ECMO辅助治疗,因患者已经全量肝素化,建议在置管和ECMO启动后使用硫酸鱼精蛋白完全中和UFH。考虑体外循环及手术的残余效应,为避免术后大出血,第一个12～24小时可不予UFH。当出血得到有效控制,UFH输注应从较低剂量如20 IU/(kg·h)开始,逐渐调整至所需的水平。

22. 严重出血风险或不能使用肝素的患者行ECMO治疗时如何进行抗凝管理？

直接凝血酶抑制剂可以作为普通肝素(Unfractioned Heparin,UFH)的替代品,对于UFH诱导血小板减少症患者需要强制替换UFH。比伐卢定推荐剂量为

0.03～0.2 mg/(kg·h)，起始剂量 0.5 mg/kg(可给可不给)，注意肾功能不全患者可能发生药物蓄积，且避免环路内血液淤滞(尤其心衰 VA-ECMO 模式患者)。其他还有阿加曲班，推荐剂量 0.1～0.4 mg/(kg·min)；达那肝素和重组水蛭素现已不再使用。当疑似纤溶亢进时(FDP 和 D-二聚体水平明显增加)，可使用合成抗纤溶药物应对。

23. ECMO 过程中的抗凝监测有哪些？

抗凝监测包括激活全血凝固时间(activated clotting time，ACT)、活化部分凝血活酶时间(activated partial thromboplastin time，APTT)、凝血酶原时间(Prothrombin time，PT)、血小板计数、纤维蛋白原水平、D-二聚体检测和血栓弹力图(thromboela-stogram，TEG)等。

24. 如何利用 ACT 进行 ECMO 辅助的抗凝监测？

激活全血凝固时间(ACT)是目前 ECMO 辅助中普通肝素(UFH)抗凝的标准监测指标。ACT 可床旁检测，反映凝血过程中内源性途径和共同通道。在 ECMO 辅助过程中，ACT 通常保持在 180～220 s。ECMO 过程中 UFH 血药浓度与对应 ACT 值的研究报告显示，当 UFH 浓度在 0.1～0.4 IU/mL 时对应 ACT 值范围为 110～220 s。

25. ECMO 辅助过程中测定 APTT、PT、血小板计数、纤维蛋白原水平和 D-二聚体检测的意义？

活化部分凝血活酶时间(APTT)反映凝血的内源性途径和共同通道，是普通肝素(UFH)抗凝治疗的经典监测指标。APTT 与激活全血凝固时间(ACT)的相关性弱，但与 UFH 浓度有一定相关性，在 ECMO 辅助中对 UFH 抗凝的监测优于 ACT。APTT 基线值的 1.5 倍(50～80 秒)是 ECMO 辅助的目标范围，其相对应的 UFH 浓度为 0.2～0.3 IU/mL。PT 反映外源性凝血途径和共同途径，用于检测凝血因子水平，指导新鲜冰冻血浆、凝血酶原复合物或冷沉淀的使用。血小板计数、纤维蛋白原水平和 D-二聚体检测可指导血小板、FFP、纤维蛋白原和抗纤溶药物的使用。

26. ECMO 辅助中测定 TEG 的意义？

血栓弹力图(thromboela-stogram，TEG)可作为监测凝血酶生成的替代指标，在 ECMO 中指导 UFH 输注速度。目前没有普遍认可的 TEG 值指导最佳 UFH 剂量。大部分研究将最佳窗口值定为正常值上限的 2～3 倍(16～25 分钟)。在检测样本中添加普通肝素(UFH)酶可以检测血凝块形成的"自然"过程。当 TEG 过度延长时，这一方法可鉴别 UFH 过量与凝血因子缺乏。

27. ECMO 中出血和血栓并发症有哪些危险因素？

目前，ECMO 辅助中出血和血栓并发症的危险因素暂无统一认识。临床研究提示与出血的危险因素包括肝肾功能异常、饮酒史或服药史、体外循环前较低 pH 值或低 PO_2、胃肠道出血和肾脏替代疗法；血栓并发症的危险因素包括体重、年龄、吸烟史、饮酒或服药史、糖尿病、肺血管疾病史、脑卒中或出血史、合并出血、术后溶血和 ECMO 期间发生的低 pH 值或弥散性血管内凝血等。

28. ECMO 患者实施镇静镇痛的时机和方式是什么？

ECMO 的第一个 12～24 小时内，应在镇静状态下插管，避免插管过程中体动导致插管困难或自主呼吸过强致空气栓塞，降低氧耗，减轻不适感。一般静脉给药。经 ECMO 辅助稳定器官功能后，停用镇静药物，完善神经系统检查，如意识、神经反射等。再根据病情、焦虑和躁动程度调整镇痛、镇静目标。对于暴发性心肌炎患者，实施 VA-ECMO 辅助过程中，根据病情调整镇痛、镇静药物用量，维持浅镇静或清醒舒适状态；VV-ECMO 辅助的 ARDS 患者以镇痛为主，浅镇静策略。

29. 使用什么药物进行 ECMO 患者的镇静镇痛管理？

目前在 ECMO 管理中最合适的阿片类以及镇静药物治疗方案尚未达成共识。常用镇痛药物包括吗啡、芬太尼和氯胺酮，镇静药物通常包括丙泊酚、右美托咪啶和苯二氮䓬类药物。需注意的是，长时间使用阿片类药物和苯二氮䓬类药物与 ECMO 辅助患者谵妄发生率增高相关，因此推荐在 ECMO 启动后尽快达到浅镇静状态，减少谵妄及戒断症状的发生率。可予右美托咪定实现清醒镇静，建议早期运动，72 小时内建立流程化运动方案。

（古晨　李斌飞）

第四节 体外膜肺氧合在循环支持中的应用

30. 静脉-动脉模式体外膜肺氧合(VA-ECMO)的上机指征有哪些?

主要指征是急性心肌梗死引起的心源性休克、暴发性心肌炎、严重慢性心力衰竭急性失代偿、心脏移植过渡、移植物排斥反应、药物中毒、体温过低或难治性心律失常。也用于一些特定的情况,如心脏切开术后,心肺复苏的心力衰竭或心搏骤停。建议静脉-动脉模式体外膜肺氧合(VA-ECMO)用于肺栓塞、脓毒症相关心肌病和肺动脉高压的患者。最近的一项 Meta 分析汇总了 23 项研究(n=1 199),其中采用 VA-ECMO 治疗 16 项心源性休克或难治性心搏骤停。16 项研究报告了长期死亡率,总体 1 年生存率为 54.9%。

31. VA-ECMO 的具体适应证有哪些?

(1) 心脏手术后的支持。
(2) 心脏移植后的支持。
(3) 非缺血性心源性休克(暴发性心肌炎和心肌病)。
(4) 心脏移植或心室辅助装置插入的短期桥接。
(5) 心肌梗死。
(6) 药物过量。
(7) 脓毒症诱导的心肌顿抑制。
(8) 体外心肺复苏术。
(9) 心肌炎。
(10) 心肌病。
(11) 先天性心脏病的围术期支持。
(12) 支持高危患者的心导管手术。
(13) 儿茶酚胺危象与循环衰竭。

32. VA-ECMO 的建立方式有哪些?

VA-ECMO 插管可以在中央或外围建立。通过中央插管,血液直接从右心房回流至升主动脉近端(灌注端血流方向与心脏射血方向相同)。外周插管时,通过外科手术切开或改良的 Seldinger 技术从近端大静脉(通过股静脉或颈静脉)引流血液,然后通过颈动脉、腋窝动脉或股动脉插管回流至主动脉(灌注端血流方向与心脏射血方向相反)。

33. VA-ECMO期间的血流动力学如何变化?

VA模式是通过中心静脉引流,再通过动脉返回体内,具有直接的循环支持。VA-ECMO时,右心房的血液大部分引流进ECMO管道,故左心室前负荷降低,自身心输出量降低,系统灌注受ECMO血流和心输出量共同影响。同时,VA-ECMO时,右心室前负荷降低,肺血流量减少,可能引起缺血性肺损伤。另外,VA-ECMO时为非搏动灌注血流,所以动脉压波形受抑制,系统血管张力增加,如果在颈动脉插管,血流可以直接冲击主动脉弓或主动脉瓣,这可能使左室排空困难及降低冠脉血流。

34. VA-ECMO流量对正常循环系统的影响有哪些?

随着ECMO流量启动并逐步从1.5～3.0增加到4.5 L/min,主要血流动力学效应是指左心室后负荷增加和有效的EA(左心室舒张早期充盈峰/左心室舒张晚期充盈峰)增加。如果外周血管阻力和左室收缩力不变的,左心室克服后负荷增加的唯一途径是通过Starling机制,血液在左心室内积聚。左心室舒张末期压力、左心房压力和肺毛细血管楔压力(PCWP)增加,左心室前负荷和PCWP的增加使得肺内氧合变差,并显著增加心肌需氧量,从而恶化左心室功能,特别是在急性心肌缺血或梗死的情况下。

35. VA-ECMO期间如何进行肺通气管理?

(1) 清醒ECMO:对于一些患者可以选择清醒ECMO(没有机械辅助通气)。这样减少了因机械通气、镇静和镇痛引起的相关并发症,血流动力学影响小,有利于对脑功能评估,并且因减少相关镇静、镇痛药物需求,可以及早进行早期活动及康复锻炼,有利于改善预后。

(2) 机械通气:采取肺保护性通气策略(平台压<30 cmH_2O;呼气末正压5～15 cmH_2O;吸入氧浓度<50%;呼吸频率<10次/min)。血流比=1:1.5～2.0,维持二氧化碳分压35～45 mmHg,氧分压200 mmHg左右。

36. VA-ECMO期间如何进行容量管理?

VA-ECMO容量要求:维持转机最低容量。满足ECMO引流,尽量降低心脏前后负荷,减轻静脉系统内压,改善器官灌注。

容量不足时,通过补液、血管活性药物和监测方法达到最佳液体负荷。危重患者的抢救中补液成分以晶体液、白蛋白、血制品为主。容量负荷过重可以通过使用利尿剂及肾脏连续替代治疗可以达到最佳液体状态。

37. 静脉-动脉模式体外膜肺氧合(VA-ECMO)期间哪些干预措施是促进心脏休息与恢复的关键?

(1) 减少心脏做功:降低中心静脉压力,必要时使用肾脏替代治疗。对于严重左心功能不全患者,经左心房放置引流管,可有效降低左心室前负荷,使左心室得到充分休息。

(2) 减少药物应用:启动 ECMO 后逐渐降低正性肌力药物至维持量水平,保持心脏一定的兴奋性。

38. VA-ECMO 撤机指征有哪些?

(1) 平均动脉压>60 mmHg,出现动脉波形,无需大量血管活性药物稳定血流动力学稳定。具体为肝功能正常、pH 和乳酸浓度正常。

(2) LVEF>20%~25%、主动脉血流速度时间积分(VTI)>10 cm、二尖瓣环收缩峰值速度(TDSa)>6 cm/s、主动脉瓣轻度反流是撤机的影响因素。LVEF>30%,生命体征趋于平稳,则可考虑撤机。

(3) 有以下几种情况可考虑终止 ECMO:① 不可逆性脑损伤;② 其他重要器官功能严重衰竭;③ 顽固性出血;④ 心脏功能无任何恢复迹象且无更佳治疗方案;⑤ 不可控感染。

39. 静脉-动脉模式体外膜肺氧合(VA-ECMO)的脱机步骤包括哪些内容?

每 12~24 小时减流量,目标是用最低流量和最少血管活性药物维持循环灌注。当平均动脉压低于 60 mmHg 时,停止减流量操作。每 24 小时进行一次超声心动图检查,最好是经食管超声心动图(TEE)。逐步降低 ECMO 流量至"可耐受最低流量"和"泵控制逆向流量试验"是常用的 2 个预备撤机阶段的减流量步骤。

支持流量小于总心输出量的 25%,患者循环状态稳定,则预示可以停 VA-ECMO 辅助。撤机前进行撤机试验可以尽量减低 ECMO 流量甚至直接停机,便于拔管前充分评估心功能。

40. VA‑ECMO 的围术期应用包括哪些?

（1）先天性膈疝。

（2）心脏手术：术中无法脱离 CPB，术后低心排、心搏骤停和呼吸衰竭。

（3）心肺移植：供体应用，受体移植前桥接，移植术和移植术后并发症治疗。

（4）介入手术：① 经皮冠状动脉手术；② 经皮主动脉瓣置换术；③ 高危肺栓塞。

（5）复杂胸科手术：如巨大纵隔肿瘤；肺癌侵犯心房和上腔等。

（6）过敏性休克：抗过敏性休克效果不理想，需保证重要脏器的氧供和灌注。

（7）羊水栓塞：抢救不理想，预估死亡率风险＞50％时，应考虑 VA‑ECMO。

41. VA‑ECMO 经皮冠状动脉手术应用适应证是什么？

在一些多支冠状动脉病变、射血分数严重低下而又不适宜外科手术治疗的冠心病患者中，只能选择经皮冠状动脉介入手术作为治疗手段。这类患者围术期出现药物治疗无效或者使用主动脉球囊反搏（intra-aortic balloon pump，IABP）仍无法维持循环，可以选择 VA‑ECMO 辅助。

42. VA‑ECMO 经皮主动脉瓣置换术应用适应证是什么？

行经皮主动脉瓣置换的危重患者，术中出现严重并发症，应立即进行体外生命支持，国外有研究建议这类高危患者术前预防性应用 ECMO，相比术中出现并发症而后采取紧急 ECMO 辅助治疗的患者，手术成功率高且死亡率低。

43. VA‑ECMO 是否可以用于急性肺栓塞患者？

围术期急性肺栓塞（acute pulmonary embolism，PE）是各种栓子包括血栓、癌栓、脂肪、羊水、空气、手术中使用的双氧水进入静脉循环、堵塞肺动脉系统为发病原因的一组疾病或临床综合征的总称。急性肺栓塞死亡主要因素是右心室衰竭：当血块负荷达到临界阈值，右心室无法产生足够的压力来达到足够的心输出量，导致低血压和心搏骤停。VA‑ECMO 可作为该类患者的短期循环支持手段。

44. VA‑ECMO 在心胸外科手术患者的围术期应用包括哪些方面？

（1）心脏手术的应用。

（2）心肺移植的应用。

（3）复杂胸科手术的应用。

45. VA-ECMO 在心脏手术的应用有哪些？

（1）出现无法脱离 CPB、术后低心排、术后心搏骤停和呼吸衰竭的情况。

（2）术后出现难治性心源性休克或呼吸衰竭。

46. VA-ECMO 在心肺移植的应用有哪些？

（1）保障供体器官质量，增加供体数量，为接受移植的患者争取等待时间。

（2）移植前桥接，移植围术期并发症治疗。

（3）终末期心脏病患者，等待供体心脏期间，各种诱因诱发心源性休克。

（4）术前已用 ECMO 桥接治疗、预计术中会呼吸循环不稳定、术中顽固性低氧血症、高碳酸血症和循环不稳定的肺移植患者。

（5）心脏或肺移植患者无法脱离 CPB，术后药物或机械通气难以控制的呼吸循环衰竭，移植物无功能，ECMO 是有效的过渡治疗。

47. VA-ECMO 在复杂胸科手术的应用有哪些？

（1）巨大的纵隔肿瘤，尤其是前纵隔和上纵隔的肿瘤，全麻期间可能出现危及生命的气道阻塞或心血管衰竭的风险。对于术前已出现严重呼吸和心血管并发症的患者，可以在局部麻醉下先行股、动、静脉部分转流再行全麻诱导。

（2）复杂的胸科手术，如肺癌侵犯心房和上腔，目前这类患者建议在 CPB 或 ECMO 下行扩大切除术。

（3）一侧肺癌行该侧肺全切后，另一侧肺再发肺癌需手术时，也可考虑 ECMO 下行手术切除肿瘤。

48. VA-ECMO 在气道手术的应用有哪些？

（1）出现严重高碳酸血症难以纠正，血流动力学不稳定，慢性缺氧造成肺动脉高压的患者。

（2）气道手术中出现常规通气失败，一些急症的气道创伤破裂，是紧急体外生命支持的指征。

（3）大咯血导致严重气道阻塞和血容量不足，无法介入下行支气管动脉栓塞或外科手术时，可 ECMO 维持，直到可以应用介入和外科手术治疗。

（4）患儿气道异物行检查或者手术时，相应的器械容易堵塞气道，导致低氧血症和高碳酸血症，ECMO 也可提供呼吸支持。

第五节 体外膜肺氧合在呼吸支持中的应用

49. ECMO 在呼吸衰竭患者中应用的适应证是什么？

对于严重、急性、可逆性呼吸衰竭的患者，应考虑静脉-静脉模式体外膜肺氧合（VV-ECMO）。现在推荐患有重度 ARDS 和难治性低氧血症（$PaO_2/FiO_2 <$ 80 mmHg）；或严重高碳酸血症性呼吸衰竭（pH＜7.25、$PaCO_2 \geqslant$ 60 mmHg）在最佳常规治疗（包括在无禁忌证的情况下，俯卧位试验）后，应考虑进行 ECMO 辅助。

50. ECMO 在呼吸衰竭患者中应用具体适应证有哪些？

（1）Ⅰ型呼吸衰竭（$PaO_2/FiO_2 <$ 80 mmHg），在最佳常规治疗后低氧难以纠正。

（2）Ⅱ型呼吸衰竭（pH＜7.25），尽管采用最佳常规机械通气［呼吸频率 35 次/min，平台压（P_{plat}）＞30 cmH_2O］。

（3）支持作为肺移植桥接或肺移植后原发性移植物功能障碍的桥梁。

（4）特定的临床情况：① 急性呼吸窘迫综合征（如病毒性/细菌性肺炎和误吸）；② 急性嗜酸性粒细胞性肺炎、弥漫性肺泡出血；③ 严重吸入性损伤；④ 危重型哮喘；⑤ 胸部创伤（如外伤性肺损伤和严重肺挫伤）；⑥ 大支气管胸膜瘘；⑦ 大气道手术。

51. ECMO 在呼吸衰竭患者中应用禁忌证有哪些？

（1）中枢神经系统出血。

（2）严重中枢神经系统损伤。

（3）不可逆的和丧失功能的中枢神经系统病理学。

（4）全身性不可控出血。

（5）免疫抑制（死亡风险增加，但非绝对禁忌）；相对禁忌。

（6）存在抗凝禁忌证。

（7）年龄较大（死亡风险随年龄增长而增加，但未设定阈值）。

（8）机械通气 7 天以上，$P_{plat} >$ 30 cmH_2O 和 $FiO_2 >$ 0.9。

52. ECMO 在新生儿呼吸衰竭患者中应用的适应证是什么？

1）严重呼吸衰竭，呈下列任一情况：

(1) 氧合指数＞40 超过 4 小时[氧合指数＝平均气道压×吸入氧浓度(FiO_2)×100/动脉氧分压(PaO_2)(导管后)]。

(2) 氧合指数＞20 超过 24 h。

(3) 呼吸支持下,严重的低氧血症(PaO_2＜40 mmHg)。

(4) 血 pH＜7.15,血乳酸≥5 mmol/L,尿量＜0.5 mL/(kg·h)持续 12~24 小时。

(5) 肺高压致右心功能障碍,需要大剂量正性肌力药物剂量维持心功能(正性肌力药物评分＞40 分);正性肌力药物评分＝肾上腺素×100＋异丙肾上腺素×100＋米力农×10＋氨力农×1＋多巴胺×1＋多巴酚丁胺×1)。

2) 导致呼吸衰竭病因可逆。

53. ECMO 在新生儿呼吸衰竭患者中应用禁忌证是什么?

(1) 致死性出生缺陷。

(2) Ⅲ级或Ⅲ级以上脑室内出血。

(3) 难以控制的出血。

(4) 其他不可逆的脑损伤。

54. ECMO 在新生儿呼吸衰竭患者中应用相对禁忌证是什么?

(1) 不可逆的脏器损害(除非考虑器官移植)。

(2) 体重＜2 kg;胎龄＜34 周。

(3) 机械通气＞14 天。

55. ECMO 在呼吸衰竭患者中应用的建立模式有哪些?

(1) 呼吸衰竭合并严重心功能抑制的患者,采用静脉-动脉模式体外膜肺氧合(VA－ECMO)模式。

(2) 呼吸衰竭继发心功能抑制的采用静脉-静脉模式体外膜肺氧合(VV－ECMO)模式。

(3) 对于选择性 CO_2 清除的,可以采用 VA－ECMO 模式,VV－ECMO 模式,AV-ECMO 模式。

(4) 呼吸衰竭合并心功能不全的选择 VAV-ECMO 模式,当心功能的恢复先于肺功能恢复可转换为 VV－ECMO 模式。

56. 血管通路建立有哪些？

（1）VA‑ECMO 模式一般在腹股沟经股动静脉建立。

（2）VV‑ECMO 模式采用单腔管时，一般经股静脉置入引血管道，经内静脉置入回输管道，特殊情况下可采用股静脉引流，对侧股静脉回输。采用双腔管时一般经颈静脉置入管道。

57. 血管通路建立方法有哪些？

（1）血管直接切开置管术。

（2）经皮穿刺置管术。

（3）半切开（切开皮肤暴露血管，再使用穿刺血管方法置入管道）。

58. 体外膜肺氧合（ECMO）在新生儿呼吸衰竭患者中应用的建立模式有哪些？

（1）呼吸衰竭合并肺动脉高压（PPHN），严重影响心脏功能和循环功能稳定的患儿采用静脉-动脉模式体外膜肺氧合（VA‑ECMO）模式。

（2）VV‑ECMO 模式仅辅助肺功能，不具备心脏辅助功能，选择该模式前需严格评估患儿心脏功能，包括心脏射血分数、动脉导管开放情况及分流情况、应用正性肌力药物指数等。

59. 新生儿血管通路建立有哪些？

（1）VA‑ECMO：经右侧颈内静脉、颈总动脉分别插入静、动脉管，静脉选 10～12 Fr，末端位于右心房中部；动脉选 8～10 Fr，末端位于升主动脉与颈总动脉分叉口。过深影响主动脉瓣开放。通过心脏超声、X 线判断位置。

（2）VV‑ECMO：选右侧颈内静脉，插入 12～16 Fr 的单根双腔管至右心房，保持动脉血回输（红色）管在前，对准三尖瓣口，减少回输血液重复循环。

（3）头部引流：如头部淤血，可在颈内静脉向头端再置入 8 Fr 或 10 Fr 的动脉管引流头部静脉血。

60. 新生儿血管通路建立方法有哪些？

对于新生儿 ECMO，动脉-静脉（VA）与静脉-静脉（VV）支持的决定取决于患者、外科医生和中心。切开暴露的 VA 和 VV 套管和经皮 VV 套管都是合理的选择。

61. ECMO 期间血流动力学怎么管理？

在应用 VA-ECMO 模式时,血流动力学依靠血流量(泵流量和机体心输出量)。维持正常平均动脉压(新生儿 40~50 mmHg,成人儿童 50~70 mmHg)。SvO_2 可用于指导血流动力学管理。应用 VV-ECMO 模式时,由于该模式并没有直接的血流动力学支持,因此血流动力学的管理主要依靠药物及容量等。

62. VV-ECMO 期间通气怎么管理？

ECMO 支持期间,应降低机械通气参数使肺得到休息。设置建议如下:FiO_2 0.21~0.30、气道峰压(PIP)<20 cmH_2O(1 cmH_2O=0.098 kPa)、呼气末气道正压(PEEP)5~10 cmH_2O、呼吸频率 15~25 次/min、吸气时间 0.4~0.6 秒、潮气量<6 mL/kg。

63. ECMO 循环气体交换怎么管理？

肺膜和血流量输送氧气和清除二氧化碳,至少等于患者的正常代谢[供氧量新生儿 6 mL/(kg·min);儿童 4~5 mL/(kg·min);成人 3 mL/(kg·min)]相当于 VV 血流量新生儿 120 mL/(kg·min),成人 60~80 mL/(kg·min)。氧气输送能力由血流量、血红蛋白浓度、入口血红蛋白饱和度和肺膜性质决定。目标维持 $DO_2:VO_2>3$。

如该循环仅用于二氧化碳清除,则可通过静脉-动脉、静脉-静脉或动静脉通路。典型的血流量约为心输出量的 10%~25%,这足以清除代谢产生的 CO_2[3~6 mL/(kg·min)]。CO_2 去除由血流量、膜肺气流速率、入口 CO_2 分压和肺膜特性决定。

64. 如何撤离 VV-ECMO？

VV-ECMO 撤离无统一流程,在撤离 VV-ECMO 之前,应评估原生肺通气及氧合储备。根据患者的临床情况,撤离可能会持续数小时到数天,需动态监测动脉血气。氧合方面:FiO_2≤60%,PEEP≤10 cmH_2O,PaO_2/FiO_2≥70 mmHg;通气方面:潮气量≤6 mL/kg PBW,平台压力≤28 cmH_2O,呼吸频率≤35 次/分,可接受的 pH 及 $PaCO_2$,没有过度的呼吸做功;影像学提示原发病改善。通过逐步减少 ECMO 血流量及气体流量,若患者出现不耐受停止撤机试验。

65. 哪些情况不建议继续撤离 VV‑ECMO？

肺动脉高压需扩血管药物；使用肌松剂；因神经系统/神经‑肌肉疾病而无法维持自主呼吸；大剂量血管活性药物（>15 μg/min 去甲肾上腺素）；SGF>3 L/min；IPPV FiO_2>0.6；PEEP≥15 cmH_2O；pH<7.35（近 24 小时内）；PaO_2<60 mmHg（近 24 小时内）；RR>35 pm；HR 120 bpm；SBP≥180 mmHg 或≤90 mmHg；SpO_2<90%。

66. 体外膜肺氧合(ECMO)在围术期呼吸衰竭方面应用包括哪些方面？

（1）支气管哮喘：严重呼酸(pH<7.1)、循环难以维持者，无 ECMO 禁忌。

（2）肺栓塞：伴有严重血流动力学障碍不宜常规溶栓，需要手术解除梗阻者，行 VA‑ECMO 减少右心负荷，稳定循环，改善氧合。

（3）肺移植：保证手术顺利进行，避免传统体外循环，术后因严重再灌注肺水肿、急性排斥、感染或手术并发症致严重呼吸衰竭。

（4）大气道阻塞：需要气管切开或介入治疗。

（6）慢性阻塞性肺疾病(COPD)：部分 AECOPD 患者二氧化碳水平高可考虑体外二氧化碳清除 $ECCO_2R$。

（叶邦新　梁栐　李斌飞）

参考文献

[1] Carelli M, Seco M, Forrest P, et al. Extracorporeal membrane oxygenation support in refractory perioperative anaphylactic shock to rocuronium: a report of two cases[J]. Perfusion, 2019, 34(8): 717-720.

[2] 龙村, 侯晓彤, 赵举. ECMO：体外膜肺氧合[J]. 北京：人民卫生出版社, 2010.

[3] Extracorporeal Life Support Organization. ELSO Guidelines for Cardiopulmonary extracorporeal life support[J]. 2013.

[4] Xie A, Phan K, Tsai YC, et al., Venoarterial extracorporeal membrane oxygenation for cardiogenic shock and cardiac arrest: a meta-analysis. J Cardiothorac Vasc Anesth, 2015, 29(3): 637-645.

[5] 杨向红. ECMO：VA‑ECMO 与 VV‑ECMO 血流动力学的比较[C]//中华医学会第一届重症心脏全国学术大会暨第二届西湖重症医学论坛、2013 年浙江省重症医学学术年会论文汇编. 2013: 86.

[6] Daniel Burkhoff, Gabriel Sayer, Darshan Doshi, Nir Uriel. Hemodynamics of Mechanical Circulatory Support[J]. Journal of the American College of Cardiology, 2015.

[7] Langer T, Santini A, Bottino N, Crotti S, Batchinsky AI, Pesenti A, Gattinoni L. "Awake" extracorporeal membrane oxygenation (ECMO): pathophysiology, technical considerations, and clinical pioneering. Crit Care, 2016, 20: 150.

[8] Ko Y, Cho YH, Park YH, Lee H, Suh GY, Yang JH, Park CM, Jeon K, Chung CR. Feasibility and safety of early physical therapy and active mobilization for patients on extracorporeal membrane oxygenation. ASAIO J, 2015, 61: 564-568.

[9] M, S., et al., Hemodynamic Aspects of Veno-Arterial Extracorporeal Membrane Oxygenation for Cardiac Support: A Worldwide Survey. ASAIO journal (American Society for Artificial Internal Organs: 1992), 2020, 66(5): 489-496.

[10] 黄巧文,陈晓东,俞莹,等.体外膜肺氧合在围术期的应用进展[J].临床麻醉学杂志,2020,36(10): 1034-1037.

第十六章

四肢与脊柱疾病

第一节　肩关节周围炎

1. 肩关节周围炎的定义是什么？

肩关节周围炎（以下简称肩周炎）是一种肩关节周围肌肉、肌腱、关节囊、韧带、滑囊等软组织的慢性无菌性炎症，表现为肩关节周围组织粘连、活动受限和局部疼痛的一组临床综合征。多发于50岁左右人群，女性多于男性，故又称五十肩，也称冻结肩。

2. 肩周炎的病因有哪些？

肩周炎的常见病因包括慢性劳损、寒冷刺激、外伤骨折、活动量减少、神经营养障碍、老年退行性变、自主神经功能失调等。此外，肩关节是典型的球窝关节，肱骨头与关节盂的接触面积小、活动度较大、稳定性降低，这种解剖结构形成其易受损的特点。

3. 肩周炎的临床表现是什么？

肩周炎多为单侧发病，起病缓慢，表现为渐进性肩周疼痛和活动受限，常为持续性钝痛，可向颈、背及上臂放射，夜间加重，影响睡眠，且伴有肌肉痉挛或萎缩，长期可出现关节僵硬或强直。

4. 肩周炎的痛点阻滞治疗怎样实施？

配制复合阻滞液：0.25%罗哌卡因，0.1%地塞米松，0.5%维生素 B_{12}。使患者肩关节处于外展、旋前、旋后等不同姿势，寻找最明显的 2～3 个压痛点，使用 7 号注射针为每个痛点注入复合阻滞液 2 mL。隔日治疗 1 次，5 次为 1 个疗程。治疗间歇期嘱患者加强功能锻炼。

5. 肩周炎手法松解术的神经阻滞怎样实施？

患侧行超声引导下的肌间沟臂丛神经阻滞。患者取仰卧位，肩部垫枕，头转向健侧，常规消毒铺巾，将高频线阵超声探头横向放置于颈部进行扫查，正确辨认位于前、中斜角肌之间的臂丛声像，使用平面内法由外向内进针，穿刺针突破皮肤和浅筋膜，到达臂丛上、中、下神经干周围，注射器回抽无血后缓慢注入 1% 利多卡因 15～20 mL，形成 "C" 形包绕。观察 15～20 分钟，若阻滞侧上肢肌力 0～2 级，即可进行手法松解术。

6. 肩周炎的手法松解术怎样实施？

肩周炎行手法松解术时，一手用力掌控并支撑患侧肩关节，避免造成关节脱位及骨折，另一手扶住前臂使肩关节内旋、外旋、外展、上举、后伸到各功能位进行松解，活动幅度由小逐渐增大，期间以操作者手下有撕裂感，同时有松解粘连的撕裂响声为宜。重复操作过程 2～3 次，使患臂达前屈 70°以上，后伸 35°以上，外展 80°以上，内收 20°以上，内旋、外旋 45°以上。注意勿强求完全松解到位，以防肌纤维和韧带撕裂。

7. 肩周炎的小针刀疗法怎样实施？

患者取侧卧位，患肢在上，充分暴露肩部。取肩周的喙突、肱骨结节间沟、肩峰端、肩胛下肌、冈上窝、冈下窝、小圆肌起止点、三角肌中部等 4～6 个异常痛点，使用小针刀进抵骨面上方，刀刃与重要血管、肌腱、神经走向平行，纵疏横剥，刀下有松动感后出针。每周治疗 1 次，连续治疗 2 次。

8. 肩周炎激素类药物的治疗包括哪些？

激素类药物包括甲泼尼龙、泼尼松、地塞米松、曲安奈德、利美达松、得宝松和复方倍他米松，可以单独用于局部注射，或用于配制复合阻滞液。如 0.1% 地塞米松、0.25% 泼尼松或 0.02% 复方倍他米松。

9. 肩周炎的麻醉治疗有哪些注意事项？

① 治疗过程中须严格无菌操作；② 穿刺时尽量引出向四周扩散的酸胀痛感后再注药，但也应避免追求针感而反复穿刺；③ 注意药物回抽，防止血管内注药；④ 对于糖尿病、消化性溃疡、结核病等患者慎用激素类药物。

第二节 肱骨外上髁炎

10. 肱骨外上髁炎的定义是什么？

肱骨外上髁炎，是指肱骨外上髁附着的前臂伸肌总腱起点劳损引起的骨膜无菌性炎症改变，又称"网球肘"，多见于青、中年男性，是最常见的慢性损伤性肘部病症。

11. 肱骨外上髁炎的病因有哪些？

肱骨外上髁炎的病因包括：前臂反复、长期或剧烈的伸腕、伸指及旋转造成的肌腱筋膜牵拉损伤；分布于伸肌总腱深部的微小血管神经束因周围局部炎性肿胀造成卡压；桡骨头环状韧带退行性变。

12. 肱骨外上髁炎的临床表现是什么？

肱骨外上髁炎的临床表现包括：肘关节外侧持续性疼痛无力，可向前臂桡侧、腕部和上臂放射，劳累、握物和拧物后症状加重；肱骨外上髁伸肌总腱附着处压痛明显；伸肌腱牵拉试验（Mills 征）阳性；伸肌紧张试验（Cozen 试验）阳性；关节无红肿且活动基本正常。

13. 肱骨外上髁炎的痛点阻滞治疗怎样实施？

配制复合阻滞液：0.25%罗哌卡因，0.1%地塞米松，0.5%维生素 B_{12}。使患者屈肘 90°使桡侧腕伸肌前移，前臂置于中立位，暴露肱骨外上髁，左手拇指固定压痛点，沿拇指上缘进针直达肱骨外上髁，当患者感觉酸胀痛明显且放射至前臂时，在骨膜处注射复合阻滞液 2～3 mL，针尖退至伸肌腱深部，再次注射阻滞液 2～3 mL。

14. 肱骨外上髁炎的小针刀疗法怎样实施？

患者取坐位，患侧肘关节屈曲 90°平放于治疗台面上。术者拇指在其肱骨外上髁及周围滑动按压寻找压痛点。在痛点阻滞的基础上，按原进针路径使小针刀刀口与伸腕肌纤维平行，快速刺入肱骨外上髁皮下，继而缓慢进针直抵骨面。当患者出现酸胀针感而没有疼痛、麻木和触电感后，先行纵向剥离法，再行切开剥离法，然后使针身水平倾斜 45°行横向铲剥法，紧贴骨面剥离软组织粘连，最后疏通伸腕肌群拔出针刀。每周治疗 1 次，连续治疗 3 次。

15. 肱骨外上髁炎的镇痛药物治疗包括哪些？

镇痛药物可选择口服双氯酚酸钠、对乙酰氨基酚、布洛芬、吲哚美辛等非甾体镇痛抗炎药。

16. 肱骨外上髁炎激素类药物的治疗包括哪些？

局部激素类药物治疗可将 4% 甲泼尼龙 1 mL 注入压痛点处，亦可再注入 0.05% 亚甲蓝溶液 2 mL。

17. 肱骨外上髁炎的麻醉治疗有哪些注意事项？

① 治疗过程中严格无菌操作，防止局部感染；② 穿刺进针应与皮肤垂直且直抵骨膜，注射点位于肌腱与骨膜附着处，注药阻力一般较大，应避免进针过浅而注药于皮下；③ 部分患者于注药后 8 小时出现局部疼痛，通常可自行缓解；④ 对于糖尿病、消化性溃疡、结核病等患者慎用激素类药物。

第三节　腕管综合征

18. 腕管综合征的定义是什么？

腕管综合征，是指腕管狭窄造成正中神经被压迫而产生的一系列征象，是最常见的周围神经卡压性疾病，女性较男性多见。

19. 腕管综合征的病因有哪些？

腕管综合征的病因包括：① 腕管变性或管口狭窄，如腕横韧带增厚、月骨脱位、腱鞘炎、滑膜炎；② 腕管内容物增大，如腱鞘囊肿、脂肪瘤；③ 正中神经自身病变,如间质增生性神经炎。

20. 腕管综合征的临床表现是什么?

腕管综合征的临床表现为:① 正中神经支配区域的疼痛、麻木和异感,以中指最为明显,可向前臂放射;② 按压腕部和活动增多可使疼痛加重,休息后减轻;③ 疼痛常在夜间加剧,影响睡眠;④ 晚期可表现为手指活动受限、握物无力、大鱼际肌萎缩、手部皮肤发亮、指甲增厚。

21. 腕管综合征的局部阻滞疗法怎样实施?

局部阻滞疗法适用于非骨折、脱位及占位性病变的腕管综合征早期,目的是减轻腕管内炎性反应、降低腕管内压力、改善局部血液循环、松解受压的正中神经并促进其功能恢复。配制复合阻滞液:1%利多卡因,0.1%地塞米松,0.5%维生素B_{12}。患侧手掌向上,腕下垫薄枕,手指伸展,以手掌根部、桡侧腕屈肌内侧缘为穿刺点,针尖指向示、中指之间,与腕部成30°角进针,突破腕横韧带进入腕管,注入阻滞液 1~2 mL。阻滞疗法每周 1 次,4~6 次为 1 个疗程。

22. 腕管综合征的正中神经阻滞疗法怎样实施?

患侧行超声引导下的正中神经阻滞。患者取坐位,肘部以下平放于治疗台上,手掌向上,腕下垫薄枕。常规消毒铺巾,将高频线阵超声探头横置于手腕上方,正确识别类似椭圆形的正中神经声像。采用平面内法经尺侧入路,针尖在指浅屈肌与指深屈肌之间穿行,到达正中神经鞘膜附近,注入少许药液剥离神经与周围组织的粘连,回抽无血后注入含罗哌卡因 6 mg、曲安奈德 5mg、维生素 B_{12} 100 μg 的复合阻滞液 3 mL。每周治疗 1 次,1~3 次为 1 个疗程。

23. 腕管综合征的阻滞治疗有哪些注意事项?

(1) 腕管内注射阻滞药液时应无阻力,避免将药液注入正中神经内(此时阻力较大且有触电感)。

(2) 注药时皮下应无扩散现象,否则针尖未入腕管内。

(3) 单次注入药量不宜过多,以防药液吸收缓慢和发生局部肿胀疼痛。

第四节　坐骨神经痛

24. 坐骨神经痛的定义是什么？

坐骨神经痛,是指由多种原因导致的坐骨神经受损,引起坐骨神经路径及其分布区域的疼痛病症。

25. 坐骨神经痛的病因有哪些？

坐骨神经痛的病因包括：

(1) 根性坐骨神经痛,常见于腰椎间盘突出症、腰椎骨折或脱位、腰椎骨肿瘤、脊柱炎、脊膜炎和神经根炎等。

(2) 丛性坐骨神经痛,常见于骶髂关节炎、骨盆或盆腔肿瘤与外伤、髂腰肌或梨状肌损伤等。

(3) 干性坐骨神经痛,常见于梨状肌损伤、神经纤维瘤、下肢血管瘤、臀部刺激性药物注射等。

26. 坐骨神经痛的临床表现有哪些？

(1) 根性坐骨神经痛：由腰部疼痛逐渐发展为腿痛,放射至同侧臀部、大腿后侧、小腿后外侧及足背外侧,腰椎棘突旁压痛明显。

(2) 丛性坐骨神经痛：疼痛以骶区为主,沿坐骨神经走行向远端放射,也可放射至腹股沟区,坐骨大孔区压痛明显。

(3) 干性坐骨神经痛：疼痛以坐骨大孔区和神经干区为主,由压痛点向下肢远端放射。三型均可出现神经牵拉征、反射性肌紧张征及感觉、运动障碍。

27. 坐骨神经痛的神经阻滞疗法怎样实施？

根据坐骨神经痛的具体定位和严重程度,可联合选用坐骨神经阻滞、腰大肌间隙神经阻滞、腰椎旁神经阻滞、腰交感神经节阻滞等方法。复合阻滞液配方为：0.25%罗哌卡因或1%利多卡因,0.1%地塞米松。阻滞疗法每周1次,4次为1个疗程。

28. 坐骨神经痛的硬膜外阻滞疗法怎样实施？

按照腰段硬膜外穿刺常规操作,可行硬膜外置管接镇痛泵,以实现连续和自控给药。镇痛泵药液配方为：0.2%罗哌卡因，0.01%地塞米松，加入生理盐水至总量 150～200 mL，持续输注 3～6 mL/h，单次输注 5 mL，锁定时间 30 分钟。

29. 坐骨神经痛的痛点阻滞疗法怎样实施？

配制复合阻滞液：0.25%罗哌卡因，0.1%地塞米松，0.05%亚甲蓝。按照痛点的具体定位进行多点阻滞，应避免神经内注药。

30. 坐骨神经痛的镇痛药物治疗包括哪些？

根据病情可选用吲哚美辛、布洛芬、对乙酰氨基酚等非甾体镇痛药口服，芬太尼透皮贴剂、双氯芬酸二乙胺乳胶剂外用。

31. 坐骨神经痛的辅助药物治疗包括哪些？

坐骨神经痛急性期可使用脱水剂如甘露醇、激素类药物如地塞米松，以减轻神经水肿和炎症；慢性期可辅以 B 族维生素，以及血管扩张剂如山莨菪碱、烟酸，以营养受损神经和改善血液循环，促进神经功能恢复。

32. 坐骨神经痛的麻醉治疗有哪些注意事项？

① 每次治疗后应让患者平卧 30～60 分钟，以观察治疗效果和不良反应；② 神经阻滞治疗可引起下肢麻痹感，应提前对患者做好解释；③ 神经阻滞操作时应避免穿刺异感过强，以免造成神经损伤，建议在超声引导下进行；④ 硬膜外阻滞持续注药时，患者如有头部胀痛感，应减慢输注速度；⑤ 硬膜外导管置入后应妥善固定，避免打折或脱出。

第五节 骨性关节炎

33. 骨性关节炎的定义是什么？

骨性关节炎是一种以关节软骨变性、关节下骨质病变、关节边缘骨赘形成为特征的慢性退行性关节病，多见于中老年人，好发于负重关节及活动量较多的关节，如颈椎、腰椎、膝关节及髋关节。

34. 骨性关节炎的病因有哪些？

骨性关节炎的病因包括：① 关节软骨变性，如长期关节固定、关节内创伤性积血、关节腔内积液等造成的软骨磨损；② 关节腔内透明质酸合成减少，减弱其对关节的机械保护作用、炎症抑制作用和分子屏障作用，使关节易于老化磨损。

35. 骨性关节炎的分类有哪些？

原发性骨性关节炎，无明确局部致病原因，为综合因素导致，包括高龄、超重、代谢失衡和遗传因素等；继发性骨性关节炎，在原有病变基础上发生，包括创伤、畸形和感染等造成的骨质损害。

36. 骨性关节炎的临床表现是什么？

起病缓慢，休息后关节酸胀痛和活动受限加重，活动后症状又逐渐减轻，呈现休息痛的特点。关节活动时可闻及粗糙的摩擦音，晚期出现关节畸形、僵直和持续性疼痛。

37. 骨性关节炎的关节腔内注射疗法怎样实施？

以膝关节腔内注射为例，患者取仰卧屈膝位，按常规消毒、铺巾，穿刺点为髌骨上、下两侧的凹陷处，以1%利多卡因1 mL行局部浸润麻醉，继续进针至关节腔，如有积液应先抽出，用0.9%氯化钠50 mL反复冲洗腔内，继而注入0.25%至0.5%罗哌卡因2 mL，可根据病情需要加用甲泼尼龙40 mg和1%玻璃酸钠2 mL。每周注射1次，4次为1个疗程。

38. 骨性关节炎的痛点阻滞疗法怎样实施？

配制复合阻滞液：0.25%罗哌卡因，0.1%地塞米松，0.05%亚甲蓝。根据痛点的位置、范围和深度，予单点注药1～5 mL。

39. 骨性关节炎的镇痛药物治疗包括哪些？

根据病情可选用布洛芬、吡罗昔康、双氯酚酸、塞来昔布等非甾体类抗炎镇痛药口服，扶他林软膏、利多卡因软膏外用。

40. 骨性关节炎的辅助治疗包括哪些？

口服药物：钙剂补充钙质、羟乙膦酸钠调节骨代谢。物理治疗：直线偏振光红外线局部照射,针刺或经皮电刺激局部治疗。

41. 骨性关节炎的麻醉治疗有哪些注意事项?
① 穿刺和注药应严格无菌操作,关节腔内感染后果严重;② 治疗过程中密切观察药物作用效果和不良反应,及时调整治疗方案。

第六节 类风湿关节炎

42. 类风湿关节炎的定义是什么?
类风湿关节炎是一种慢性、进行性、侵蚀性的自身免疫病,以对称性多关节滑膜炎为主要特征,属于系统性疾病。青壮年多发,女性多于男性。

43. 类风湿关节炎的病因有哪些?
① 免疫紊乱:活化的 $CD4^+T$ 细胞和抗原递呈细胞浸润关节滑膜引起炎症反应;② 环境因素:微生物通过免疫细胞活化和抗原分子模拟,促进类风湿因子生成;③ 遗传因素:类风湿关节炎具有遗传易感性。

44. 类风湿关节炎的临床表现是什么?
类风湿关节炎的临床表现包括:早期出现腕、掌指关节、近端指间关节、足趾、膝、踝、肘、肩等关节疼痛和压痛;早晨起床后病变关节感觉僵硬,称"晨僵";关节肿胀,呈对称性;晚期关节畸形,周围肌肉萎缩、痉挛,活动功能受限。

45. 类风湿关节炎的关节腔内注射疗法怎样实施?
类风湿关节炎的关节腔内注药可用于膝关节、踝关节、肘关节和腕关节。药物可选用玻璃酸钠、0.25%罗哌卡因、甲泼尼龙 40 mg。注射方法与骨性关节炎类似。每周注射 1 次,5 次为 1 个疗程。

46. 类风湿关节炎的痛点阻滞疗法怎样实施?
配制复合阻滞液:0.25%罗哌卡因,0.1%地塞米松,0.05%亚甲蓝。对关节周围有明显压痛部位,予单点注药 1～3 mL。

47. 类风湿关节炎的全身麻醉疗法怎样实施？

对类风湿关节炎患者实施包含镇静、镇痛、肌松的全身麻醉和机械通气，在全身麻醉状态下，活动所累及的各大关节和指趾关节约 20 分钟，继而进行麻醉复苏。

48. 类风湿关节炎的药物治疗包括哪些？

① 非甾体类抗炎药：包括塞来昔布、美洛昔康、吲哚美辛、布洛芬等，应根据病情和年龄个体化用药；② 改变病情抗风湿药：包括甲氨蝶呤、柳氮磺吡啶、羟氯喹、免疫抑制剂、金制剂、青霉胺、环孢素等；③ 糖皮质激素：急性期可使用短效激素如泼尼松，慢性期可使用长效激素如地塞米松；④ 植物药制剂：包括雷公藤总苷、青藤碱、白芍总苷等；⑤ 微量元素制剂：包括硫辛酸、复合维生素片，以补充锌、锶、硒等。

第七节　颈椎病

49. 颈椎病的定义是什么？

颈椎病是指因颈部椎骨、软骨、韧带或椎间盘发生退行性变，压迫或刺激邻近的脊髓、神经根、血管和软组织，并产生颈部和上肢的一系列临床症状。中老年人常见，男性多于女性，多为单侧发病。

50. 颈椎病的病因有哪些？

颈椎病的病因包括：头部外伤、慢性劳损、椎间盘退行性变、颈椎管狭窄、骨质增生、睡姿不良等。

51. 颈椎病的分型和临床表现有哪些？

① 颈型：由颈椎间盘退行性变引起，表现为头、颈、肩疼痛、酸胀及沉重不适感，向枕部和肩背部放射；② 神经根型：由颈椎间盘突出和骨赘形成引起，表现为神经干被压迫征和刺激的相关症状，如根性痛、上肢麻木；③ 颈髓型：由脊髓受压引起，表现为四肢麻木、无力；④ 椎动脉型：由椎动脉受压引起，表现为头晕、偏头痛、耳鸣、眩晕、恶心、呕吐、颈痛等；⑤ 交感型：由颈椎突出物刺激颈部交感神经引起，表现为颈肩部钝痛、眩晕、自主神经功能失调、心律不齐等。

52. 颈椎病的颈段硬膜外腔给药疗法怎样实施？

根据病变部位选择穿刺点，多选用 C_6～C_7 或 C_7～T_1 椎间隙。患者取侧卧曲颈位，按颈段硬膜外穿刺操作常规进针至硬膜外腔，注入包含 0.5% 利多卡因、0.1% 地塞米松、0.5% 维生素 B_{12} 的混合药液 10 mL。每周注射 1 次，4 次为 1 个疗程。

53. 颈椎病的腰段硬膜外腔给药疗法怎样实施？

选择 L_1～L_5 其中一个椎间隙作为穿刺点，按腰段硬膜外穿刺操作常规进针至硬膜外腔，向头侧置入导管 3 cm，接镇痛泵持续给药。镇痛泵药液配方为：0.2% 罗哌卡因、0.01% 地塞米松，加入生理盐水至总量 150～200 mL，先单次推注混合药液 10 mL，设置持续输注 3～6 mL/h，单次输注 5 mL，锁定时间 30 分钟。

54. 颈椎病的阻滞疗法怎样实施？

颈椎病的痛点阻滞：在压痛点注入 1% 利多卡因和 0.1% 地塞米松混合液 1～3 mL。颈椎病的神经阻滞：根据病情可选用星状神经节阻滞、臂丛神经阻滞、枕大神经阻滞、肩胛上神经阻滞、椎间孔阻滞等，常用 1% 利多卡因 10 mL。

55. 颈椎病的小针刀疗法怎样实施？

进针点先用 1% 利多卡因 3 mL 行局部浸润麻醉，再用小针刀行椎间孔松解，切开肥厚的关节囊，切碎痛性硬结节，切割挛缩软组织条索，剥离松解病变软组织。

56. 颈椎病的药物治疗包括哪些？

（1）非甾体类抗炎药：包括阿司匹林、塞来昔布、吲哚美辛、双氯芬酸等；

（2）神经营养药：维生素 B_1、维生素 B_{12}、维生素 E 等；

（3）扩张血管药：烟酸、复方丹参等；

（4）活血化瘀类中药：颈复康、颈痛灵等。

57. 颈椎病的牵引疗法如何实施？

使用颈枕吊带行坐位或卧位牵引，头前倾 15°，重量 2～6 kg，每日 1 次，每次 30 min，10 次为一个疗程，可连续进行 3 个疗程。

58. 颈椎病的治疗有哪些注意事项？

① 颈椎病多为中老年人，应注意是否合并心、脑血管疾病，行个体化治疗，抢救设备、药物和措施应完善；② 阻滞疗法的局麻药浓度不宜过高，避免抑制呼吸、循环；③ 对合并糖尿病、结核病、消化性溃疡、严重感染的患者，尽量不使用糖皮质激素；④ 穿刺操作严格无菌，动作轻柔，避免加重神经、血管损伤。

第八节　腰椎间盘突出症

59. 腰椎间盘突出症的定义是什么？

腰椎间盘突出症是指腰椎间盘纤维环破裂，其内的髓核连同残存的纤维环和覆盖其上的后纵韧带向后膨出，压迫附近的脊神经根所引起的一系列病症，是腰腿痛的主要病因之一，好发于青壮年男性。

60. 腰椎间盘突出症的病因有哪些？

腰椎间盘突出症的病因包括：椎间盘退行性变，纤维环的韧性和弹性逐渐降低；腰椎承受重力、牵张、剪切和扭转等多种应力，可造成椎间盘累积性损伤。

61. 腰椎间盘突出症的病理分型有哪些？

① 突出型：腰椎间盘纤维环破裂，突出物形状不平整；② 膨出型：纤维环内层破裂，表层完整光滑；③ 脱出型：纤维环及后纵韧带破裂，髓核破入椎管中；④ 游离型：髓核突破后纵韧带在椎管内游离；⑤ 结节型：髓核突入椎体松质骨内。

62. 腰椎间盘突出症的临床表现是什么？

患者常有腰部外伤或过度劳动史；呈强迫体位；典型的放射性根性神经痛，由腰痛逐渐发展至腿痛，腰部活动后疼痛加剧；间歇性跛行；疼痛部位肌肉紧张；下肢、会阴麻木感；直腿抬高试验及加强试验阳性。

63. 腰椎间盘突出症的硬膜外腔内疗法怎样实施？

对于 $L_4 \sim L_5$、$L_5 \sim S_1$ 椎间盘突出，可交替使用硬膜外阻滞和骶管阻滞。复合阻滞液配方：0.25%罗哌卡因，0.1%地塞米松，0.5%维生素 B_{12}。

64. 腰椎间盘突出症的痛点阻滞疗法怎样实施？

对于腰椎旁和下肢神经分布区域的压痛点，配制复合阻滞液：1%利多卡因，0.1%地塞米松，0.5%维生素 B_{12}，可交替或同时单点注入 1~3 mL。

65. 腰椎间盘突出症的髓核溶解疗法是什么？

髓核溶解疗法，是指将胶原酶注入病变的椎间盘髓核或椎间盘外行化学溶解治疗，前者可溶解突出的髓核，后者可溶解髓核及纤维环。胶原酶对胶原蛋白具有特异性降解作用，而不损伤其他蛋白质。

66. 腰椎间盘突出症髓核溶解疗法的适应证和禁忌证分别是什么？

适应证包括：腰椎间盘突出呈现单侧下肢症状；神经根压迫征象明显，经保守治疗 6 个月无效者。禁忌证包括：蛋白质过敏体质；椎间盘炎症病变及椎间隙感染；腰椎管狭窄症；腰椎滑脱；游离型腰椎间盘突出症；突出物已钙化固定；孕妇和 14 岁以下儿童；慢性器质性疾病患者。

67. 腰椎间盘突出症髓核溶解疗法的注射途径有哪些？

（1）盘内注射：指将胶原酶直接注入椎间盘内；

（2）盘外注射：指在突出节段对应的椎间孔内注射；

（3）硬膜外注射：指在硬膜外腔的椎间盘突出处注射；

（4）盘内外注射：指在椎间盘内与硬膜外混合注射。以上介入操作均在 X 线引导下进行。

68. 腰椎间盘突出症髓核溶解疗法怎样进行疗效评价？

疗效评价包括：

（1）优：症状完全消除，直腿抬高度同健侧，脊椎无侧弯，活动正常；

（2）良：有轻微腰腿痛，直腿抬高度较健侧相差 20°以内，活动轻度受限；

（3）可：腰腿痛有所改善，但仍有残余，活动严重受限；

（4）差：治疗前后无变化，需进行其他治疗。

69. 腰椎间盘突出症髓核溶解疗法的并发症有哪些？

并发症包括：过敏反应、神经损伤、尿潴留和肠麻痹、椎间隙感染、继发性腰椎管内狭窄。

70. 腰椎间盘突出症的镇痛药物治疗包括哪些？

根据疼痛的严重程度选用非甾体类抗炎药、曲马多、可待因等，可复合地西泮解除肌痉挛。

71. 腰椎间盘突出症的辅助治疗包括哪些？

急性期配合阻滞疗法予静脉滴注能量合剂 500 mL，甘露醇 250 mL，每日 1 次，连续 10 次为一个疗程；慢性期可辅以按摩、理疗、牵引等疗法。

72. 腰椎间盘突出症的治疗有哪些注意事项？

① 各类操作应严格遵守无菌原则，避免椎管内感染；② 硬膜外阻滞应确认穿刺针尖和导管在硬膜外腔，严防药物注入蛛网膜下隙；③ 髓核溶解术应注意利多卡因对胶原酶的抑制作用，勿将两者配伍混用，以免影响疗效；④ 年老体弱及高血压病患者应严密观察操作和用药反应。

（张文奇　周俊）

参考文献

[1] 王勤俭,李泊泊,董良杰,等.臂丛麻醉下大手法松解术联合小针刀治疗肩周炎的临床观察[J].实用医学杂志,2021,37(14):1887-1891.

[2] 李俊,银燕,肖红,等.超声引导臂丛阻滞下肩关节松解术治疗粘连性肩关节囊炎的有效性及安全性分析[J].中国疼痛医学杂志,2017,23(01):70-73.

[3] 李九一,徐树明,王建光,等.超声引导下正中神经阻滞对腕管综合征治疗效果的影响[J].临床麻醉学杂志,2017,33(11):1082-1085.

[4] 杨山辉,陶树青.膝关节骨性关节炎的非手术治疗进展[J].东南大学学报(医学版),2017,36(04):677-680.

[5] 乔长峰,杨振玲,陈景涛,等.颈椎硬膜外神经阻滞治疗脊髓型颈椎病的回顾性分析[J].中国疼痛医学杂志,2014,20(09):685-687.

[6] 贺石生,方凡夫.颈椎病牵引治疗专家共识[J].中国脊柱脊髓杂志,2020,30(13):1136-1143.

[7] 任伟靖,王方永,洪毅,等.超声引导下腰椎注射技术相关研究进展[J].中国脊柱脊髓杂志,2019,29(11):1027-1032.

[8] 马永.胶原酶溶解术联合选择性神经根阻滞治疗腰椎间盘突出症的临床观察[J].中国疼痛医学杂志,2013,19(05):309-312.

[9] 李更生.临床麻醉治疗学[M].石家庄:河北科学技术出版社,2013.

[10] Chen L, Michalsen A. Management of chronic pain using complementary and integrative medicine[J]. BMJ, 2017, 357: j1284.

[11] Mora JC, Przkora R, Cruz-Almeida Y. Knee osteoarthritis: pathophysiology and current treatment modalities[J]. J Pain Res, 2018, 5(11): 2189-2196.

[12] Burmester GR, Pope JE. Novel treatment strategies in rheumatoid arthritis[J]. Lancet, 2017, 389(10086): 2338-2348.

[13] Theodore N. Degenerative Cervical Spondylosis[J]. N Engl J Med, 2020, 383(2): 159-168.

[14] Benzakour T, Igoumenou V, Mavrogenis AF, Benzakour A. Current concepts for lumbar disc herniation[J]. Int Orthop, 2019, 43(4): 841-851.

第十七章

妇产科麻醉治疗

第一节 剖宫产术后疼痛

1. 剖宫产术后疼痛包括哪几种？

剖宫产术后疼痛由多种因素导致，主要分为切口痛、炎性痛、宫缩痛、受机械损伤、炎症和缺血等其他因素的影响。

2. 剖宫产腹壁切口痛的神经支配是怎样的？

剖宫产术后腹壁痛觉起源于腹部手术切口内部的伤害感受器，经腹内斜肌和腹横肌之间分布的神经分支传递到对应脊髓前角，临床剖宫产术常采用子宫下段横切后，支配该区的脊神经主要来源于 T_{12}、L_1 脊神经。

3. 术后宫缩痛的定义、性质及影响因素是怎样的？

术后宫缩痛即产后由子宫的阵发性收缩导致的疼痛，一般发生于下腹部，持续 2～3 天，宫缩痛属于内脏痛，表现为阵发性的牵拉痛、绞痛，与扩张、牵拉、缺血、炎症介质的释放、催产素的使用、哺乳、分娩次数等有关。

4. 剖宫产术后疼痛对产妇的危害有哪些？

剖宫产术后疼痛使患者交感神经系统兴奋，增加耗氧量，出现心率增快，血压升高，精神紧张、焦虑、抑郁、失眠等心理变化；抑制催乳素的分泌，影响母乳喂养；抑制催产素的产生，减弱子宫收缩，增加产后出血；影响胃肠道功能恢复；抑制自行排尿；急性疼痛可能转为慢性疼痛等。

5. 剖宫产术后镇痛方案有哪些？

椎管内用药（硬膜外/蛛网膜下隙单次/硬膜外连续镇痛泵局麻药＋阿片类药物），口服/静脉应用辅助镇痛药物（对乙酰氨基酚、非甾体抗炎药、地塞米松、加巴喷丁、氯胺酮、其他阿片类药物），局部麻醉（局部切口浸润麻醉，腹横肌平面阻滞，髂腹下＋髂腹股沟神经阻滞、腰方肌阻滞）。

6. 剖宫产术后镇痛椎管内应用吗啡的常用剂量是多少？

椎管内吗啡首选鞘内给予不含防腐剂的吗啡 0.1～0.2 mg，或者术后硬膜外吗啡 2～4 mg，有研究显示，硬膜外给予 1.5 mg 吗啡能获得与 3 mg 吗啡硬膜外给药相同的镇痛效果，而不良反应发生率降低。

7. 椎管内应用吗啡的起效时间及作用时间是多久？

单次鞘内注射吗啡 50～250 μg 镇痛时间长达 14～36 小时；硬膜外注射吗啡起效时间为 60～90 分钟，可持续 18～23 小时。

8. 腹横肌平面阻滞（TAPB）的神经支配是怎样的？

T_6～L_1 脊神经离开椎间孔后发出前支穿过侧腹壁肌肉，沿腹横肌平面（TAP）走行支配，前腹部肌肉、皮肤和壁层腹膜。Rozen 等通过尸体解剖发现支配前腹壁的胸腰段神经在 TAP 存在广泛的分支和交通，尤其是 T_9～L_1 分支组成的 TAP 神经丛。

9. 腹横肌平面阻滞（TAPB）的并发症是什么？

盲法 TAPB 可能导致肝脏损伤，腹腔内注射，有关于患者在行双侧 TAPB 后抽搐的报道，有研究显示，以 2.5 mg/kg 剂量的罗哌卡因行双侧 TAPB 后患者血药浓度达到引起局麻药毒性反应的最大限值。

10. 腰方肌阻滞在剖宫产术后镇痛中的应用是怎样的？

腰方肌阻滞为将局麻药注射在腰方肌与腰大肌之间，局麻药沿胸腰筋膜可扩散至 L_1～L_3 椎旁间隙，阻滞同侧脊神经。因此，腰方肌阻滞可同时缓解切口痛和内脏痛，镇痛效果更好，持续时间更长。

11. 非甾体抗炎药用于剖宫产术后疼痛的作用机制是怎样的？

剖宫产术后的炎性痛主要与前列腺素有关，前列腺素可增强催产素的收缩作用，而炎症反应可导致疼痛敏化。静脉输注非甾体抗炎药可以减少前列腺素的产生，缓解炎性痛和宫缩痛。

12. 地塞米松在剖宫产术后镇痛中的应用是怎样的？

糖皮质激素除抗炎作用外，还具有止痛和抗呕吐特性，围术期单次使用地塞米松能改善全麻下手术患者的镇痛效果，且不影响切口的愈合和感染率。对于接受椎管内麻醉、低剂量椎管内吗啡镇痛的剖宫产患者，术前单次给予 10 mg 地塞米松能明显降低恶心、呕吐的发生并增强术后第一天镇痛效果。有研究显示，地塞米松与局部麻醉药联合应用进行腹横肌平面阻滞，可延长镇痛时间，不仅可以减轻切口痛，对宫缩痛也有明显的缓解作用。

13. 地塞米松增加剖宫产术后局麻药神经阻滞镇痛作用的机制是怎样的？

分析机制可能为：

（1）地塞米松属于长效糖皮质激素，具有抗炎作用，减少炎症因子的释放，缓解组织水肿程度，促进局部毛细血管的收缩，以此有效减慢局部麻醉药物吸收的速度，延长局麻药的作用时间。

（2）地塞米松抑制产妇全身系统炎症介质的释放，影响疼痛传递介质，进而缓解产妇产后疼痛症状。

14. 右美托咪定在剖宫产术后镇痛中的应用是怎样的？

右美托咪定属于高选择性 α_2 受体激动剂，具有镇痛、镇静、抗寒战、抗焦虑等作用。有研究显示，罗哌卡因中加入右美托咪定用于切口浸润，可以减轻术后疼痛，减少补救镇痛药物的使用并不增加不良反应的发生率。有研究显示，剖宫产术后静脉自控镇痛中，舒芬太尼与右美托咪定联合使用，能减少舒芬太尼的用量并提高患者满意度，右美托咪定分子量较大，血浆蛋白结合率高，pH 5～7，这些理化特性决定了其从血浆向乳汁转移的量非常少，且剖宫产术后早期乳汁分泌量少。另外，它能促进子宫收缩，所以剖宫产术后右美托咪定辅助镇痛是安全的。

15. 布托啡诺在剖宫产术后镇痛中的应用是怎样的？

布托啡诺是一种人工合成的混合型阿片类受体激动-拮抗剂，其对 κ：μ：δ 受体的作用强度为 25∶4∶1,布托啡诺主要通过激动 κ 受体及激动拮抗 μ 受体起到镇痛作用,能有效抑制内脏痛,减轻剖宫产术后宫缩痛,且恶心呕吐、呼吸抑制、肠麻痹等不良反应少。

16. 布托啡诺在剖宫产术后镇痛的给药方案是怎样的?

(1) 静脉镇痛:在手术结束前 30 分钟,静脉推注布托啡诺 0.5～1 mg 作为负荷量;手术结束后布托啡诺 8～12 mg 配 100 mL 生理盐水,加入镇痛泵中术后持续应用 48 h,布托啡诺乳汁中浓度极低,不会对新生儿产生呼吸抑制。

(2) 硬膜外镇痛:0.125%～0.2% 丁哌卡因(0.15%～0.25% 左旋丁哌卡因或罗哌卡因)8～10 mL 内加布托啡诺 2 mg,一次镇痛作用可达 2 h 以上。

第二节 痛经

17. 痛经的概念是什么?

痛经为伴随月经的疼痛,在月经期或行经前后出现下腹疼痛、坠胀,其他症状包括头痛、头晕、乏力、恶心、呕吐、腹泻、腰腿痛等不适,是女性常见症状之一,根据有无器质性原因,分为原发性痛经和继发性痛经。

18. 原发性痛经临床特点是什么?

原发性痛经为中下腹疼痛,疼痛放射至背或大腿,从钝痛到剧烈绞痛程度不等,开始于月经出血前或后的几小时,症状在血流量最大时达到顶峰,并可持续 2～3 天,可伴恶心、呕吐、头痛、晕厥或面部潮红等症状,检查无异常。

19. 原发性痛经与哪些细胞因子有关?

目前现代医学已公认前列腺素(PG)和白细胞介素(IL)增高是原发性痛经的主要发病机制,血管内皮细胞功能障碍也与原发性痛经有关,其能导致血管痉挛、异常收缩、血栓形成及血管增生。

20. 西药治疗原发性痛经的主要方式是什么?

西药治疗原发性痛经重在止痛,美国妇产医师学会将非甾体抗炎镇痛药(NSAIDs)列为原发性痛经的一线治疗药物,但其不良反应较多,目前尚无法确定哪种 NSAIDs 为最佳的临床选择。

21. 原发性痛经的风险因素是什么？

体质量指数（BMI）$<19.8\ kg/m_2$、吸烟、烟草烟雾环境暴露、负性心理、喜好或经常冷饮冷食、睡眠质量不佳或熬夜、初潮年龄＞15岁、月经失调、母亲痛经史及不吃早餐等为痛经的危险因素。亦有研究显示，初潮年龄＜12岁为痛经的危险因素。

22. 笑气在治疗重度原发性痛经中的应用是怎样的？

30%～50%笑气浓度为镇痛浓度或亚麻醉浓度，50%～80%笑气浓度为麻醉浓度，能有效缓解疼痛和焦虑，笑气吸入30～45秒即可产生镇痛效果，吸入1分钟时镇痛增强，吸入5分钟时镇痛效果最显著。一项关于重度痛经的研究显示，应用50%笑气吸入镇痛的有效率达100%，明显优于对照组（纯氧组），且对生命体征没有明显干扰，无严重并发症，操作简便，患者乐于接受。

23. 笑气治疗痛经的作用机制是什么？

笑气一方面作用于中枢神经系统不同水平、不同神经元，促进内源性阿片类物质的释放，在脊髓水平调节伤害性感觉信号的处理和传导，产生镇痛作用；另一方面可能是通过调节痛觉传导及处理相关神经元的反应性来介导镇痛作用；此外，笑气能快速产生镇静、缓解焦虑以及镇痛作用，从而改善痛经患者的心境，阻断了负性心理与痛经之间的恶性循环，起到促进痛经症状快速缓解的治疗作用。

24. 星状神经节阻滞治疗痛经的作用机制是什么？

正常的月经周期主要依靠大脑皮质—下丘脑—垂体—卵巢—子宫之间的功能协调来实现，星状神经节阻滞在抑制交感神经过度兴奋、减少体内前列腺素释放的同时，能对自主神经系统、内分泌系统和免疫系统起到良好的调节作用，有利于下丘脑神经内环境的稳定。因此，神经节阻滞通过阻断疼痛传导通路和疼痛恶性循环，抑制交感神经紧张，抑制前列腺素等炎症介质的产生，改善血液循环，增加下丘脑血流，从而维持垂体激素平衡，实现对痛经的较好治疗。

25. 骶管内阻滞在治疗痛经中如何应用？

一项研究采用局麻药+山莨菪碱进行骶管内注射治疗痛经，显示优良率达

100%。骶管内阻滞后使骶丛神经支配区域血管扩张、肌肉松弛,加上山莨菪碱对平滑肌的解痉作用,使子宫和血管松弛,宫内压力降低,泌尿道、肠胃道平滑肌松弛,从而达到解除疼痛的目的。但骶管内阻滞在治疗痛经中的作用仍需更多的研究探讨。

26. 地佐辛穴位注射如何应用于超前镇痛治疗原发性痛经?

地佐辛是一种新型阿片受体混合激动-拮抗剂,其镇痛作用由 κ 受体、μ 受体介导,肌内或皮下注射后可快速且完全被吸收,30 分钟内产生作用,半衰期为 2.2~2.8 h。有研究证实,经前三阴交穴注射地佐辛具有针刺与药物的双重作用,尤其是痛经发作前穴位注射药物,可通过预先调控生理反应、阻断疼痛信号输入,同时还可刺激中枢产生内啡肽等镇痛物质,激活内源性镇痛系统,提高和延长镇痛效果。

(刘友坦)

参考文献

[1] 于瀛,马腾彪,戚思华. 剖宫产术后镇痛方式的研究进展[J]. 医学综述,2021,27(1):126-129.

[2] Mitchell KD, Smith CT, Mechling C, et al. A review of peripheral nerve blocks for cesarean delivery analgesia[J]. Reg Anesth Pain Med, 2019: Rapm-2019-100752.

[3] Sun KW, Pan PH. Persistent pain after cesarean delivery[J]. Int J Obstet Anesth, 2019, 40: 78-90.

[4] Sutton CD, Carvalho B. Optimal Pain Management After Cesarean Delivery[J]. Anesthesiol Clin, 2017, 35(1): 107-124.

[5] Rozen WM, Tran TM, Ashton MW, et al. Refining the course of the thoracolumbar nerves: a new understanding of the innervation of the anterior abdominal wall[J]. Clin Anat, 2008, 21(4): 325-333.

[6] 汪忠玉,吴新民. 非甾体类抗炎药与围术期镇痛[J]. 国际麻醉学与复苏杂志,2008,29(4):364-367.

[7] 徐建国,唐会,姚尚龙,等. 肾上腺糖皮质激素围术期应用专家共识[J]. 临床麻醉学杂志. 2017,33(07): 712-716.

[8] SUN H, YANG T, LI Q, et al. Dexamethasone and vitamin B(12) synergistically promote peripheral nerve regeneration in rats5 by upregulating the expression of brain-

derived neurotrophic factor[J]. Arch Med Sci,2012,8(5):924-930.

[9] 吴新民,薛张纲,马虹,等.右美托咪定临床应用专家共识[J].临床麻醉学杂志,2018,34(8):820-823.

[10] 吕顺,孙德峰.布托啡诺临床应用的研究进展[J].中华麻醉学杂志,2020,40(4):509-512.

[11] 黄宇光,黄文起,李刚,等.酒石酸布托啡诺镇痛专家共识[J].临床麻醉学杂志,2011,27(10):1028-1029.

[12] Akdemir N, Cinemre H, Bilir C, et al. Increased serum asymmetric dimethylarginine levels in primary dysmenorrhea[J]. Gynecol Obstet Invest, 2010, 69(3):153-156.

[13] Lyu Y, Zhang H, Gong Y, et al. Prevalence and Risk Factors Associated with Primary Dysmenorrhea among Chinese Female University Students: A Cross-sectional Study[J]. J Pediatr Adolesc Gynecol. 2020, 33(1):15-22.

[14] 张灏.笑气的镇痛机制研究进展[J].中国疼痛医学杂志,2010,16(2):109-111.

[15] 李耀志,李兴志.星状神经节阻滞治疗疼痛临床应用进展[J].中国疼痛医学杂志,2014,20(5):345-349.

[16] 杨海霞,韩丽,杜静静,等.地佐辛穴位注射超前镇痛治疗原发性痛经效果观察[J].现代中西医结合杂志,2015,24(29).

第十八章

药物依赖与戒断

第一节 基本概念

1. 什么是药物依赖性？

指药物与机体相互作用所造成的一种精神状态，有时也包括身体状态，它表现出一种强迫要连续或定期使用该药行为和其他反应。可伴有或不伴有耐受性；同一人可以对一种以上药物产生依赖。

2. 躯体依赖性定义是什么？

是指反复使用具有依赖性潜能药物所造成的一种适应状态，一旦停药，将发生一系列生理功能紊乱即戒断综合征。

3. 精神依赖性的定义是什么？

使人产生一种对药物欣快感的渴求，精神上不能抑制的强烈欲望驱使滥用者周期性或连续性用药；精神依赖或身体依赖的主要不同点是前者在停药后不出现严重的戒断症状。一般先产生精神依赖后产生躯体依赖，躯体依赖一旦产生，会使精神依赖更加严重。

4. 交叉依赖性的定义是什么？

对一种阿片类药物耐受的个体，对所有其他阿片类药物都显示出耐受性。

5. 阿片类药物耐受的机制是什么？

阿片受体平时处于基础水平的内源性阿片样肽作用下，当连续给予阿片类受体激动药物之后，阿片受体处于超载状态，负反馈机制使内源性阿片样肽的释放减少，甚或停止，阿片受体为了补偿内源性阿片样肽的释放减少，就需要更多的阿片受体激动药才能维持原来的镇痛效应，这样就产生了耐受性。

6. 阿片类药物依赖的机制是什么？

阿片类药物产生耐受之后，由于内源性阿片样肽减少，使用者对药物产生瘾癖，进而产生了躯体依赖性和精神依赖性。

7. 什么叫药物成瘾性？

反复使用依赖性药物引起的一种周期性特殊中毒状态，特征为不顾一切地使用该药物，不择手段地获得该药物，表现为渴求、强迫性用药行为，反复使用倾向。

8. 什么叫强化效应？

药物依赖性的突出表现，不能自我克制地追求毒品等依赖性药物，这种药物或其他刺激引起个体强制行为称为强化效应，引起强化效应的药物或刺激因子成为强化因子。

9. 什么是正性强化效应？

又称奖赏效应，是指能引起欣快或精神愉悦舒适的感受，促使人或动物主动觅药，寻求刺激的强化效应。它是精神依赖的基础，是强迫性觅药行为和复吸的最主要原因。

10. 什么是负性强化效应？

又称厌恶，是指引起精神不快或身体不适（如戒断症状）促使人或动物为避免这种不适而采取被动觅药（或寻求刺激）行为的强化效应。它是身体依赖的基础，促使药物滥用。

11. 什么是药物耐受性？

WHO专家委员会的定义，是指长时间使用某种药物后，药物的效应逐渐减轻以致消失，如果要获得同样的效应，需不断增加药物的剂量。

12. 什么是戒断综合征？

是指突然停止或减量使用依赖性药物，或使用依赖性药物的拮抗剂后引起的一系列心理生理功能紊乱的临床症状和体征。

13. 什么是药物滥用？

国际上通用的术语，指的是与医疗目的无关的反复大量使用一些具有依赖性或依赖性潜力的药物，用药者采用自身给药方式，导致精神依赖性和躯体依赖性，造成精神错乱和一些异常行为。习惯性称药物滥用为"吸毒"。

第二节 药物依赖性

14. 依赖性药物分类有哪些？

依赖性药物分为麻醉药品，精神药品及其他依赖性药物。
(1) 麻醉药品：阿片类、可卡因类、大麻类。
(2) 精神药品：镇静催眠药和抗焦虑药、中枢兴奋药、致幻剂。
(3) 其他依赖物质：烟草、酒精、挥发性溶媒。

15. 阿片受体激动-拮抗剂会产生耐受性和依赖性吗？为什么？

会，有研究显示，布托啡诺的耐受性和依赖性小于强效阿片类药物如吗啡，在大鼠模型上发现布托啡诺的依赖性主要是通过阿片受体介导的。但各类阿片受体激动-拮抗剂的耐受性和依赖性还需要更多的研究。

16. 药物依赖的临床表现有哪些？

渴求与强迫性觅药行为、戒断综合征、精神障碍、中毒反应、神经系统损害、其他继发性改变，如感染，对胎儿和新生儿的影响，对重要脏器产生不同的损害。

17. 药物依赖的精神障碍包括哪些？

表现为精神异常，如烦躁不安、焦虑、失眠、激动、偏执狂、幻觉、欣快、抑郁甚至精神错乱等。最大的危害是损害判断能力，从而导致伤人的暴力行为或者自杀。

18. 药物成瘾性的特征、表现、目的是什么？
（1）特征：不顾一切地使用该药物、不择手段地获得该药物。
（2）表现：渴求、强迫性用药行为、反复使用倾向。
（3）目的：体验追求精神效应。
（4）主要反映精神依赖性特征，同时多伴有躯体依赖性的表现。

19. 成瘾个体素质的易感性的构成因素有哪些？
吸毒个体的易感性主要有身体方面和心理方面的因素：
（1）身体方面：嗜延性症状、慢性疼痛疾病、疲劳；
（2）心理方面：渴求、负性和正性情绪、焦虑抑郁、文化素质低、对毒品认知不足、性格不稳、心理缺陷。

20. 药物依赖的人格改变和社会功能丧失的具体表现是什么？
（1）人格改变：不惜一切去获得毒品、丧尽人格、道德败坏、行为堕落。
（2）社会功能丧失：犯罪、暴力、恐怖活动、社会秩序更加混乱、劳动力丧失、人力和物力的浪费。

21. 药物依赖的病史采集有哪些内容？
（1）特别注意首次药物滥用时间、年龄、原因和相关背景、首次滥用药物感受和经过。
（2）现阶段药物滥用方式、途径、剂量、频率、是否为复合用药及身体和精神状况等。
（3）药物滥用后是否经过戒治，如有，应问清什么时间、采用什么方法、使用什么药物、在什么地方、疗效如何、失败原因、复吸间隔时间等。
（4）是否有并发症及其他既往病史。

22. 药物依赖的诊断标准是什么？
反复使用某种精神活性物质导致躯体或心理方面对某种物质的强烈渴求与耐受。
（1）对药物产生心理依赖：依赖者持续或周期的渴望体验药物的心理效应，此愿望可以压倒一切，为了得到药物会不择手段。
（2）对药物产生生理依赖：必须继续用药方能避免戒药后的戒断症状。

(3) 药物可以发生程度不等的耐受性。

(4) 可以同时依赖多种药物。

(5) 药物依赖的后果：脱离正常生活轨道。

23. 药物依赖的实验室检查有哪些？

多使用薄层色谱分析法或扫描法、荧光分光光度法、气相色谱等方法对患者尿样进行定性和定量分析。

24. 药物依赖性患者的生理特点有哪些？

(1) 神经内分泌：内源性阿片肽系统受到抑制，致下丘脑—垂体—肾上腺轴功能明显的改变。首先是下丘脑促肾上腺皮质激素释放激素受到抑制，从而抑制了促肾上腺皮质激素(ACTH)释放，导致血液中肾上腺皮质激素皮质醇下降。

(2) 精神障碍：精神异常，如烦躁不安、焦虑、精神错乱等。

(3) 营养不良。

(4) 免疫系统损害，免疫功能下降，容易合并艾滋病、肺炎、病毒性肝炎等疾病。

(5) 孕妇：胎儿宫内生长迟缓、影响大脑发育、早产。

25. 戒断综合征诊断标准是什么？

因停用或减少精神活性物质所致的综合征，由此引起精神症状、躯体症状，或社会功能受损。

26. 戒断综合征的症状有哪些？

一般表现为烦躁不安、失眠、肌肉震颤、呕吐、腹痛、散瞳、流涎、出汗等。

27. 阿片类药物戒断综合征的特征是什么？

(1) 精神状态及行为活动异常。

(2) 躯体症状有呼吸困难、关节与肌肉疼痛、肌强直、肌无力等。

(3) 自主神经系统症状如汗毛竖立、瞳孔散大、流泪、恶心等。

28. 大麻的戒断综合征的特征有哪些？

不安、失眠、食欲下降等，持续 4~5 天渐渐消失。

29. 精神兴奋剂的戒断综合征的特征有哪些？

持久睡眠、全身乏力、抑郁、饮食过量等。

30. 镇静催眠药、抗焦虑药及乙醇的戒断综合征的特征有哪些？

快动眼睡眠反跳性加强、失眠、深部反射亢进、阵发性异常脑电图、记忆模糊、幻觉。

31. 依赖性药物的中毒反应的症状有哪些？

急性中毒反应甚至可致死亡，主要表现有呼吸抑制、瞳孔缩小（针尖样）、脉搏细弱、血压下降、心率减慢、下颌松弛、舌根下坠、少尿、无尿、外周循环衰竭、休克。

第三节 药物依赖的细胞和分子机制

32. 药物依赖的病理生理基础是什么？

主要包括依赖性药物激活的脑神经环路；依赖性药物长期用药的细胞适应性变化：尤其是脑细胞内信息通路 G 蛋白和 cAMP 系统适应性变化及其他适应性变化是构成药物依赖性的病理生理学基础。

33. 药物依赖的机制-神经解剖学基础有哪些？

（1）参与身体依赖的脑区：蓝斑、中脑导水管周围灰质、内侧丘脑、下丘脑、杏仁、黑质、苍白球、中缝大核、延髓旁巨细胞网状核、脊髓等。

（2）参与精神依赖的脑区：中脑—边缘和中脑—边缘—皮质通路，又称中脑边缘多巴胺奖赏系统。

34. 蓝斑是如何参与药物依赖性和耐受性的机制有哪些？

大脑主要的去甲肾上腺素能核团-蓝斑，长期暴露于阿片类药物能导致腺苷酸环化酶抑制和蛋白酶 A 活性降低，cAMP 途径上调。

35. 药物依赖的细胞机制是什么？

正常状态下中脑腹侧被盖区（VTA）、多巴胺（DA）神经元的活动受到氨基丁酸（GABA）神经元的紧张性抑制。伏隔核（NAc）不仅接受 VTA，DA 神经元的抑制性投射,还汇集谷氨酸(Glu)能介导的兴奋性传入神经;DA 和 Glu 等多种神经递质参与 NAc 突触后神经元的调控作用。NAc 存在大量 DA 受体,天然性或药物性激励刺激大多直接或间接增加 DA 释放,作用于 DA 受体(主要是 D_1 受体)完成奖赏效应。神经元敏感化和适应性改变是药物依赖形成和发展的主要机制之一。

36. 阿片类药物是否引起的痛觉过敏?

20 世纪 60 年代,已发现阿片戒断综合征出现痛觉过敏(opioid-induced hyperalgesia,OIH)症状,当时将其作为阿片依赖症状进行研究。70 年代后期,研究者在动物实验中发现阿片类药物在治疗疼痛时可引起痛觉过敏。临床常用的阿片类药物吗啡、芬太尼、阿芬太尼等均可引起 OIH,不论长期(治疗慢性疼痛)或短时间应用。鞘内注射或全身应用阿片类药物可引起脊髓兴奋性增加,鞘内注射抑制剂可减轻 OIH,表明脊髓水平伤害性信息的调控机制参与阿片耐受及 OIH 的形成和发展。

37. 阿片类药物引起痛觉过敏的机制是什么?

目前对痛觉过敏机制还未完全明了,较明确的有 N-甲基-D-天冬氨酸受体(NMDA,N-methyl-D-aspartic acid receptor)的作用,脊髓背角神经元 NMDA 受体活性增强可引起痛觉过敏。另外,内源性神经肽,丝裂原活化蛋白激酶(mitogen-activated protein kinase,MAPK)信号通路,氨基丁酸抑制性受体,离子通道瞬时受体电位香草醛亚家族 1(TRPV1)基因转录的增加也参与了 OIH。

第四节 药物依赖的治疗原则

38. 药物治疗包括哪几个环节?

包括三个环节:临床脱毒治疗、后续康复巩固、重返回归社会。

39. 什么是脱毒?

是指能逐渐清除体内毒品,减轻主观不适感,减轻可观察或可测量的戒断症状,预防突然终止体内毒品后产生健康风险的治疗过程。

40. 临床脱毒治疗包括哪些内容?

临床脱毒治疗是治疗药物依赖的是第一阶段和首要环节,其有 2 个目标:变成无毒状态、维持无毒状态。

（1）任务：戒断症状降至最低，有效治疗并发症，通过心理治疗为后续康复巩固打基础。

（2）方法：递减疗法、替代疗法、中西医结合疗法、针刺疗法。

41. 后续巩固康复治疗包括哪些内容？

脱毒后应尽快进入康复治疗程序，接受长时间身体心理等多方面康复治疗，在集体或治疗社区中，居住成员通过治疗程序来改善自己的人格问题，改善人际关系，树立对自己行为负责的观念。研究表明经治疗集体或社区治疗后戒毒成功率明显增加。

42. 复吸的定义是什么？

一般是指经临床脱毒治疗或以其他方式（强制戒毒）及其他原因（如关押劳教等）停止使用依赖性药物一段时间后，依赖个体又重新滥用依赖性药物并形成依赖。

43. 复吸一般是什么因素造成的？

复吸是多方面因素共同作用的结果，它可分为3个方面：
(1) 成瘾物质的生物学特征，主要是成瘾物质的正性强化效应和负性强化。
(2) 成瘾个体素质的易感性。
(3) 环境因素，主要包括家庭环境和社会环境。

44. 复吸的社会环境因素有哪些？

导致复吸的社会因素摆在首位的是毒源难切断，很容易获得毒品，毒友诱惑，禁毒宣传不到位。另外，家庭不健全、父母离异、成瘾者本人离婚、家庭成员间共吸、家庭经济宽裕、能支付毒品开销、被家庭成员歧视或不信任等也会导致复吸。

第五节　阿片类药物依赖性患者的麻醉处理

45. 阿片类药物依赖性患者的麻醉前准备包括哪些内容？

详细了解病史；重点了解重要脏器功能受损状况；纠正营养不良，恶病质，感染等；对高度怀疑阿片类药物依赖者，必要时可行尿液检查或纳洛酮试验。

46. 阿片类药物依赖性患者的麻醉方式有哪些？

（1）全身麻醉：一般情况差伴戒断症状者，一般选择气管插管全麻。

药物依赖者：可用阿片类药，剂量应适当加大。

戒毒期：尽量不用阿片类药，以免正性强化，术后再现或加重身体依赖。

术中镇痛：氯胺酮为主。对药物耐受性增大，应加大剂量。注意肝肾功能不全和低蛋白血症的应调整剂量和追加时间。

（2）椎管内麻醉：短时间腹、盆腔手术，一般情况尚好，慎用。

（3）区域阻滞：清创、伤口缝合等小手术。及时发现戒断症状，必要时改全麻。

47. 阿片类药物依赖性患者的麻醉管理应该注意什么？

阿片类药物成瘾患者的并发症包括心肺疾病、肾病及贫血。长期应用吗啡能引起肾上腺皮质增生和皮质类固醇分泌功能的损害。病毒性和非病毒性肝炎、获得性免疫缺陷综合征、骨髓炎、肌无力、神经系统并发症亦可见于成瘾患者。适当剂量的阿片类药物，使用非阿片类镇痛药物和神经阻滞。维持循环系统稳定，监测动脉血气及血糖，术毕防止出现烦躁不安。

48. 阿片类药物依赖性患者的术中戒断症状怎么处理？

哌替啶效果优于芬太尼，也可用吗啡；椎管内麻醉或神经阻滞下出现轻度戒断症状时，可予以氯胺酮、丙泊酚辅助，可取得较好的效果；术毕患者未清醒，不推荐使用拮抗剂，应送入恢复室或重症监护室（ICU）继续支持，待患者自主苏醒。

49. 术后镇痛应该注意什么？

可应用自控镇痛。硬膜外自控镇痛：丁哌卡因或罗哌卡因＋氯胺酮；静脉自控镇痛：非甾体抗炎药氯诺昔康或氯胺酮。

第六节 麻醉辅助脱毒治疗

50. 麻醉辅助脱毒治疗的定义是什么？

逐渐清除体内毒品，减少主观难受，减轻可观察或可测量的戒断症状，预防突然中止体内毒品后产生健康风险的治疗过程。

51. 麻醉辅助脱毒有什么意义？

麻醉辅助脱毒，又称快速阿片类脱毒，是一种由麻醉学、危重病学、精神病学和戒毒等领域的专家以及相应的专业护理人员和社会工作者共同参与的快速戒毒医疗措施。

52. 什么是麻醉辅助脱毒？

在全身麻醉或深度镇静状态下，由阿片类药物的拮抗剂将患者的戒断症状激发出来，并迅速越过高峰期，转入戒毒恢复过程。主要优点是近期脱毒成功率高、时间短、患者痛苦少。

53. 脱毒方法有哪些？

国内外都已基本解决，主要包括阿片类受体激动剂梯度递减脱毒、美沙酮递减脱毒、美沙酮丁丙诺菲联合脱毒、杨氏"1+1"脱毒；静脉麻醉脱毒；美沙酮中药联合脱毒。

54. 脱毒前的准备包括哪些内容？

（1）了解病史：如依赖美沙酮，因其半衰期长，可用短效阿片类药物替代。

（2）自愿原则：患者要有强烈的戒毒决心，家属积极配合，签署知情同意书。

（3）常规检查。

（4）重要脏器功能评估：传染病筛查。

（5）术前12小时给可乐定0.2 mg缓解戒断症状，术前晚停用所有阿片类药物，预防应用 H_2 受体阻断剂或质子泵抑制剂减少胃酸分泌，酌情给止吐药。

（6）术前晚清洁灌肠。

（7）为保证良好的监测条件和治疗措施，麻醉辅助脱毒一般在重症监护室（ICU）进行。

55. 脱毒过程要注意什么？

（1）监测：常规生命体征监测。最好有 BIS、AEP 和肌松监测。

（2）诱导：抑制交感神经活性，心率<60次/min，收缩压<100 mmHg；抗胆碱药减少分泌物；预防性应用生长抑素减少胃肠分泌及术中腹泻；一般不用镇痛剂，必要时用氯胺酮；为防反流误吸，气管插管为妥。

（3）麻醉维持：丙泊酚据 BIS 调整速度。氯胺酮提前停药。

（4）诱发戒断症状：常用纳洛酮，作用时间 1～2 小时。试验量 1～2 mg，无明显心率增快，血压升高，在 10～15 分钟内负荷量 20～30 mg 后 1 mg/(kg·h) 维持。注意观察戒毒症状。

56. 麻醉状态下戒断症状怎么判断？

主要包括：血压增高，收缩压＞140 mmHg，心率＞90 次/min；瞳孔放大、流泪、流涕、体温升高、竖毛及心电图改变等。保留自主呼吸的患者，还可见每分通气量增加 2 倍以上，也可见肌阵挛。

57. 戒断症状出现后怎么处理？

（1）如果可乐定交感活性控制不好，可复合 β 受体阻滞剂。

（2）如果出现剧烈的胃肠运动亢进和腹泻，应补充液体和电解质，必要时进行电解质和血气分析。

（3）症状的高峰期一般持续 4～6 小时（或 6～8 小时）。其判断标准是给予纳洛酮 20～30 mg 静脉注射冲击，如上述症状未明显加重，表明高峰期已过，可逐步减浅麻醉。

（4）清醒前，拔导尿管。充分吸引胃内容物后，注入纳曲酮 50 mg，拔除胃管。

58. 脱毒治疗的适应证有哪些？

（1）主观上有强烈的脱毒愿望，家属支持，并签署麻醉辅助脱毒知情同意书。

（2）有阿片类药物滥用史，戒断症状严重。

（3）传统脱毒方法失败。

（4）由于工作等客观原因，不能接受疗程较长的传统方法，自愿选择麻醉脱毒。

59. 脱毒治疗的禁忌证有哪些？

（1）患者依靠阿片类药物镇痛，且没有其他的替代药物。

（2）除阿片类药物外，同时依赖其他药物，如苯二氮䓬类、酒精等，急性可卡因中毒者发生心律失常的可能性大，应列为绝对禁忌。

（3）严重心脏病患者，或因药物依赖易并发严重心肌损害。

（4）肝功能不全失代偿者；慢性肾功能不全。

（5）纳曲酮可影响胎儿发育，也可出现在乳汁中，因此，孕妇和乳期妇女禁忌。

（6）精神病患者。

60. 麻醉辅助脱毒治疗有什么并发症？

（1）呕吐腹泻：呕吐可用制酸药和抗呕吐药来预防，腹泻可用生长抑素来处理。

（2）脓毒血症：一般建立静脉后应预防性使用抗生素。

（3）心血管系统并发症。

（4）神经系统并发症。

（5）肾功能衰竭。

（赖露颖　张鸿飞）

参考文献

[1] PEACHEY J E. Clinical observations of agonist-antagoinst analgesic dependence[J]. Drug Alcohol Depend，1987，20(4)：347-365.

[2] FAN L W, ROCKHOLD R W, HO I K. κ-Opioid receptors in physical dependence upon butorphanol[J]. J Med Sci, 2003, 23(1)：1-18.

[3] 雷洪伊,徐世元. 阿片类药物引起痛觉过敏的脊髓机制[J]. 国际麻醉学与复苏,2012,33(11)：777-779.

[4] 郭雪娇,冯智英,过建国. 慢性疼痛治疗中阿片类药物引起痛觉过敏的机制及临床防治进展[J]. 国际麻醉学与复苏,2014,35(8)：743-747.

第十九章

麻醉治疗在银屑病中的应用

1. 什么是银屑病?

银屑病是一种遗传与环境共同作用诱发的免疫介导的慢性、复发性、炎症性、系统性疾病,其典型临床表现为鳞屑性红斑或斑块,局限或广泛分布,无传染性,治疗困难,常罹患终身。

2. 银屑病的临床分型?

银屑病临床分为寻常型银屑病、关节病型银屑病、脓疱型银屑病及红皮病型银屑病4种类型,其中以寻常型银屑病最为常见。

3. 银屑病的综合治疗应注意什么?

(1) 应当以控制和稳定病情、缓解向全身发展的进程,减轻红斑、鳞屑、斑块增厚等加重表现,避免复发/诱发加重的因素,减少治疗的不良反应,提高生活质量为目的。

(2) 以正规、安全、个体化为治疗原则。

(3) 建立以患者为中心的疾病管理与预防体系。

(4) 从系统用药、外用药、物理疗法、生物制剂、中药及疗法、心理调节等方面综合考量,选择出适合患者的个体化治疗方案。

4. 银屑病的临床治疗,目前主要有哪些?

目前治疗银屑病的方法西医主要是局部外用药物(卤米松软膏)、光疗、全身系统治疗(甲氨蝶呤、阿维A、富马酸盐及生物制剂等)为主;中医讲究辨证论治、内外治结合为原则,内治法可选用对证的方剂或中成药,外治法主要有中药外用及针刺、拔罐等,结合物理治疗、饮食、情绪、健康指导及治未病等防治方法。

5. 为什么说麻醉治疗未来可能成为银屑病综合治疗的一个方面？

虽然治疗银屑病的手段很多，但基本无法长期改善患者的症状，往往停药后复发，尽管生物制剂为患者带来了一种新的治疗方法，但高昂的医疗费用、潜在的不良反应，以及需长期静脉应用，无法大规模应用。麻醉治疗学与传统治疗疾病方法不同，它关注自主神经功能不平衡及全身应激反应导致的自主神经功能或免疫系统失调，不仅可以明显减轻银屑病患者的临床症状，且价格低廉，不良反应少，因此，麻醉治疗未来可能成为银屑病综合治疗的一个方面。

6. 麻醉治疗银屑病主要有什么方法或药物？

麻醉药物或方法治疗银屑病，是治疗银屑病的一种新的尝试和探索，目前报道的麻醉药物或方法有中药洋金花、复方洋金花合剂、山莨菪碱、全身麻醉、椎管内阻滞、短时间睡眠疗法、星状神经节阻滞、类冬眠疗法等。

7. 麻醉方法治疗银屑病的可能机制？

目前银屑病的确切发病机制尚不清楚，一般认为其主要涉及遗传、免疫、炎症、细胞代谢等方面。麻醉治疗虽然报道了很多方法或药物对银屑病具有良好的临床疗效，但其机制仍在探索中。麻醉治疗更加关注于患者的整体状态，主要通过恢复自主神经功能的平衡状态，弱化机体的应激反应来治疗疾病。研究表明，免疫调节和改善全身微循环中小血管的血液流动状态可能是其治疗银屑病的机制。

8. 什么是类冬眠疗法？

类冬眠疗法是使用冬眠药物让患者充分镇静并在药物作用下维持长时间的睡眠状态，以降低神经细胞的活动和能量代谢的治疗方法。此方法具有保护性抑制大脑皮质功能的作用，能够最大限度地调节和恢复患者的自身免疫功能。类冬眠疗法使用镇静药物有多种选择，早期采用洋金花和冬眠合剂，由于氯丙嗪、异丙嗪、哌替啶等药物代谢慢，麻醉深度不易控制等缺点，有使用临床麻醉常用的静脉麻醉药实施。

9. 类冬眠疗法治疗银屑病怎么实施？

类冬眠疗法是对银屑病治疗的一种新的尝试与探索，尚无统一的实施方法，在此仅提供其方法以供参考。具体操作方法如下：

（1）排除禁忌证，签署书面知情同意书。

（2）禁饮 2 小时，禁食 6 小时，常规心电监测，开放静脉通路，鼻导管吸氧，导尿。

（3）丙泊酚 2 mg/kg 麻醉诱导，东莨菪碱 0.01 mg/(kg·h)、丙泊酚 4 mg/(kg·h)输注维持睡眠状态。

（4）治疗过程中，加强生命体征监测，对症处理。

（5）每次治疗 6～8 小时，每隔 2 周进行一次治疗。

10. 东莨菪碱治疗银屑病的可能机制？

银屑病是一种与免疫相关的慢性炎症性疾病，其发病可能与微循环关系密切。东莨菪碱能够扩张外周血管，改善皮肤微循环，促进皮损修复，且东莨菪碱可以调节多种神经体液因子，调节机体免疫反应，有改善细胞能量代谢和微循环的作用。

11. 东莨菪碱治疗的不良反应主要有哪些？

东莨菪碱的不良反应主要有口干、视近物模糊、肌张力减低、排尿无力甚至尿潴留，严重时可发生肺炎。

12. 类冬眠疗法选择丙泊酚治疗的原因有哪些？

（1）丙泊酚有扩血管作用，和东莨菪碱有协同效应。

（2）银屑病患者大部分合并严重的焦虑和失眠，丙泊酚对此有好的对抗作用。

（3）丙泊酚起效快，麻醉深度易于控制，苏醒快，且苏醒完全。

（4）不良反应少。

13. 硬膜外注射利多卡因治疗银屑病的可能机制？

王宏林教授团队联合李启芳、于布为等教授，建立麻醉治疗银屑病的临床-基础研究团队，不仅开展了临床研究，也建立了大鼠硬膜外置管模型，研究发现利多卡因直接作用于感觉神经，抑制其降钙素基因相关肽（CGRP，Calcitonin Gene-Related Peptide）的分泌，进而抑制真皮树突状细胞（DC）中 IL-23 的表达，揭示了利多卡因对感觉神经-CGRP-DC 互作体系的调控作用，并首次提出直接靶向感觉神经治疗银屑病的创新性临床策略，有望为更好的治疗银屑病等炎症性疾病提供新的思路。

14. 麻醉治疗在银屑病中的应用中，有哪些问题需要特别关注？

（1）加强麻醉前访视，严格禁饮、禁食。

（2）麻醉药物对循环呼吸有抑制作用，如类冬眠疗法中应用丙泊酚诱导睡眠时，应常规鼻导管吸氧，加强循环呼吸监测，必要时放置鼻咽通气道，防止舌后坠、低血压等。

（3）凝血异常或穿刺区域存在急性感染者，应避免椎管内穿刺和区域阻滞。

（4）加强药物和麻醉操作等不良反应的监测与处理。

（滕永杰　陈梦）

参考文献

[1] Nickoloff B J, Nestle F O. Recent insights into the immunopathogenesis of psoriasis provide new therapeutic opportunities[J]. Journal of Clinical Investigation，2004，113(12)：1664-1675.

[2] A C C, C B E S B, D D H K, et al. Joint AAD-NPF guidelines of care for the management and treatment of psoriasis with biologics[J]. Journal of the American Academy of Dermatology，2019，80(4)：1029-1072.

[3] Silvia Jakabová, Vincze L, ágnes Farkas, et al. Determination of tropane alkaloids atropine and scopolamine by liquid chromatography-mass spectrometry in plant organs of Datura species[J]. Journal of Chromatography A, 2012, 1232(none)：295-301.

[4] Hasselmann H. Scopolamine and depression: a role for muscarinic antagonism? [J]. Cns Neurol Disord Drug Targets，2014，13(4)：673-683.

[5] Dewing S B. REMISSION OF PSORIASIS ASSOCIATED WITH CUTANEOUS NERVE SECTION[J]. Archives of Dermatology，1971，104(2)：220-221.

[6] 黑龙江中医学院银屑病科研组.中药洋金花为主治疗银屑病242例报告[J].中医杂志，1985(02)：34-35.

[7] 李启芳,邹玉美,李桂凤,等.丙泊酚联合东莨菪碱成功治疗顽固性银屑病一例[J].临床麻醉学杂志,2020,36(11)：102-103.

[8] Wang HL, Yu BW, Li QF, et al, Lidocaine Ameliorates Psoriasisby Obstructing Pathogenic CGRP Signaling-Mediated Sensory Neuron-Dendritic Cell Communication[J], The Journal of Investigative Dermatology（2022）https://doi.org/10.1016/j.jid.2022.01.002.